主编

张 伟 (主任医师)

满 江 (主任医师)

养生治病一本通

本草纲目

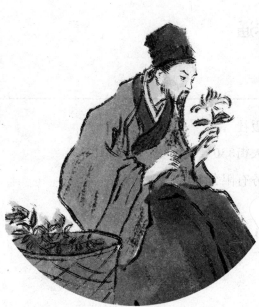

河北科学技术出版社

·石家庄·

图书在版编目（CIP）数据

本草纲目养生治病一本通 / 张伟，满江主编. ——石家庄：河北科学技术出版社，2012.4（2020.11重印）

ISBN 978 - 7 - 5375 - 5149 - 6

Ⅰ．①本… Ⅱ．①张… ②满… Ⅲ．①养生（中医）Ⅳ．①R212

中国版本图书馆CIP数据核字（2012）第030582号

本草纲目养生治病一本通

张 伟 满 江 主编

出版发行：河北科学技术出版社

地　　址：石家庄市友谊北大街330号（邮编：050061）

印　　刷：三河市金泰源印务有限公司

经　　销：新华书店

开　　本：710×1000　1/16

印　　张：19.25

字　　数：225千字

版　　次：2012年6月第1版

印　　次：2020年11月第2次印刷

定　　价：89.00元

小小本草，缔造健康生活

随着人们对于养生保健意识的不断增强，中医本草也以其独特的疗效越来越多地被世人所认知，越来越多的人不再单一依靠医药来解决自身的身体不适，而是通过药膳食疗，搭配药物，采用中西药结合的方法，来治愈病症，强身健体。

很多家庭在烹饪时，会加入一两味中药，可以养生保健，还能帮助调味。例如，茴香是很多家庭炒肉时都会放的香料，用茴香炒出的肉可增强肉香气，而且吃起来也更加香嫩可口，而茴香本身具有暖胃驱寒、疏肝理气的功效，这对长期胃寒的患者非常有益。

中华民族自古就是一个注重养生的民族，"食"与"药"是日常生活中不可或缺的两件事，当然也是养生的重中之重。自古就有"药食同源"之说，有些食物不仅可以充饥，而且还具有治疗疾病的作用，而药物不仅能治病还能养生。例如，山药，日常生活中它是一种美味的蔬菜，而在中医药中，山药又具有补中益气、健脾止泻的功效。它肉质细嫩，口感类似芋头，脾胃不和时食用山药制成的汤粥，既可缓解病情，也可"填饱肚皮"，是补养脾胃的最佳食材之一。

看来，这小小本草不仅可以治病救人，而且还可用于养生，真是一举两得的事。但是，药膳食疗学问颇多，不可盲从跟风，毕竟"药"、"食"都有其各自的偏性，用对了可以一味补全家，用错了却会损伤身体。

本草纲目养生治病一本通

　　为了让人们更多地了解本草，善用本草，我们编写了这本《本草纲目养生治病一本通》，本书从中医的角度出发，结合古籍和现代人的阅读习惯，从本草的功效出发，通过对本草的药性、主治疾病、应用指南、养生药膳等多方面的解析，让你在了解本草的同时，懂得该如何运用。无论是调补五脏、对症疗病，还是舒畅气血、改善精神状态、养颜美体，都能让你找到相应的中草药，帮助你按照自身的状况，选择适合自己的治病及保健方法，了解药食养生并提高生活质量。

　　读《本草纲目养生治病一本通》，品神奇养生药膳，让小小本草，缔造你的健康生活！

编者

目录 Contents

第一章　不可不知的本草知识

第二章　补益健体，调理五脏机能

补益脾胃与本草 / 018

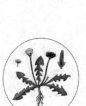

本草纲目养生治病一本通

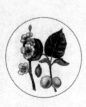

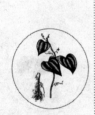

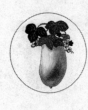

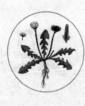

第三章　舒畅气血，补虚固本

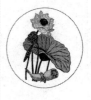

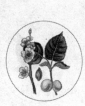

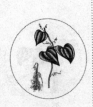

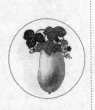

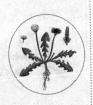

第四章　日常保健，对症治疗

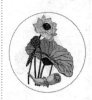
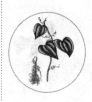
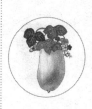
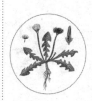

本草纲目养生治病一本通

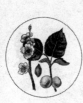
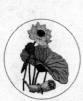
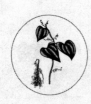
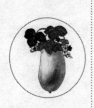
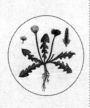

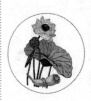
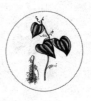
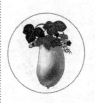
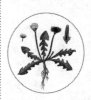

本草纲目养生治病一本通

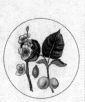

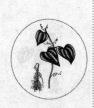

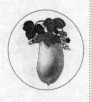

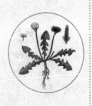

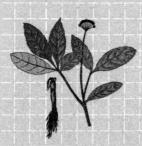

BENCAOGANGMU YANGSHENGZHIBING
YIBENTONG

第一章

不可不知的本草知识

中国传统医学源远流长，中医巨著《本草纲目》更是中国药物学、植物学等学科的宝贵遗产。在《本草纲目》中收集了1096个医药良方，这些良方中的本草不仅可以治病，还具有养生作用。中医学认为，药食同源，食疗是最好的养生之道，只要我们辨证施治，了解药物的偏性、五味宜忌，合理地运用、善用本草，那么本草一定是你健康长寿的秘密武器。下面就让我们先了解一下本草知识吧！

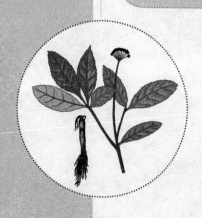

本章看点 ▼

- ◉ 辨证施治，药食同补
- ◉ 中医本草中的五味宜忌
- ◉ 中医药物的偏性
- ◉ 6步教你如何鉴别中草药
- ◉ 中药的煎煮与服用
- ◉ 了解中医古今剂量的换算

辨证施治，药食同补

　　中医讲究辨证施治，无论是养生疗方，还是治病医方，都需要根据每个人不同的体质、不同的症状表现加以施治，这样才能做到"药到病除"。否则不仅对病症无益，而且还会损伤身体，加重病情。在中医临床中，人体各种病症不外为虚证、实证、寒证、热证。

　　虚证主要表现为：神疲气短、倦怠懒言、舌质淡、脉虚无力等。

　　实证主要表现为：形体壮实、脘腹胀满、大便秘结、舌质红、苔厚苍老、脉实有力等。

　　寒证主要表现为：怕冷喜暖、手足不温、舌淡苔白、脉迟等。

　　热证主要表现为：口渴喜冷、身热出汗、舌红苔黄、脉数等。

　　根据中医"虚者补之"、"实者泻之"、"热者寒之"、"寒者热之"的治疗原则，不同症状的患者根据其不同脏腑阴阳气血虚损的差异，分别给予滋阴、补阳、益气、补血的食疗治之，从而使身体恢复健康。在辨证施膳的同时，还需考虑个人的体质特点。例如，形体消瘦之人多阴虚血亏津少，不宜过食辛燥火热之品，宜多吃滋阴生津的食品；形体肥胖之人多痰湿，不宜过食肥甘厚味，宜多吃清淡化痰的食品。

　　此外，再通过季节性食补，随着春夏秋冬四时的变化来调整饮食，从而达到阴阳平衡、脏腑协调、气血充盛、经络通达、情志舒畅的效果。

中医本草中的五味宜忌

　　五行相生相克，生生不息，五行又生五味，五味对五脏各有其利的作用。正如岐伯说："木气生酸味，火气生苦味，土气生甘味，金气生辛味，水气生咸味。"辛味主散，酸味主收，甘味缓和，苦味坚硬，咸味软化。药味的偏胜可以祛邪，五谷的充盈可以养正，五果可以养正气，五蓄可以补益正气，五菜可以充实正气。气、味相合而服用，就能补精益气。五味对于身体的五脏各个器官各有其有利的作用，一年四季中，五味各有不同的变化，五脏因病用药，五味随病症相配合，才与身体相适宜。

五欲	肝欲酸，心欲苦，脾欲甘，肺欲辛，肾欲咸，此味合五脏之气也。
五过	味过于酸，肝气以津，脾气乃绝，肉胝䐢而唇揭。味过于苦，脾气不濡，胃气乃厚，皮槁而毛拔。味过于甘，心气喘满，色黑，肾气不平，骨痛而发落。味过于辛，筋脉沮绝，精神乃失，筋急而爪枯。味过于咸，大骨气劳，短肌，心气抑，脉凝涩而变色。
五走	酸走筋，筋病毋多食酸，多食令人癃。酸气涩收，胞得酸而缩卷，故水道不通也。苦走骨，骨病毋多食苦，多食令人变呕。苦入下脘，三焦皆闭，故变呕也。甘走肉，肉病毋多食甘，多食令人悗心。甘气柔润，胃柔则缓，缓则虫动，故悗心也。辛走气，气病毋多食辛，多食令人洞心。辛走上焦，与气俱行，久留心下，故洞心也。咸走血，血病毋多食咸，多食令人渴。血与咸相得则凝，凝则胃汁注之，故咽路焦而舌本干。九针论作咸走骨，骨病毋多食咸。苦走血，血病毋多食苦。
五伤	酸伤筋，辛胜酸。苦伤气，咸胜苦。甘伤肉，酸胜甘。辛伤皮毛，苦胜辛。咸伤血，甘胜咸。
五禁	肝病禁辛，宜食甘，如粳、牛、枣、葵。心病禁咸，宜食酸，如麻、犬、李、韭。脾病禁酸，宜食咸，如大豆、豕、栗、藿。肺病禁苦，宜食辛，如麦、羊、杏、薤。肾病禁甘，宜食辛，如黄黍、鸡、桃、葱。
五宜	青色宜酸，肝病宜食麻、犬、李、韭。赤色宜苦，心病宜食麦、羊、可、薤。黄色宜甘，脾病宜食粳、牛、枣、葵。白色宜辛，肺病宜食黄黍、鸡、桃、葱。黑色宜咸，肾病宜食大豆、猪、栗、藿。

中医药物的偏性

岐伯说："五味入胃，各归所喜。酸先入肝，苦先入心，甘先入脾，辛先入肺，咸先入肾。久而增气，物化之常；气增而久，天之由也。"

《本草纲目》中，每一种药物都有其各自的偏性，也就是药性，人们是以药性来纠正人体所表现的阴阳偏盛或偏衰，利用药性得当能使人体恢复健康的状态。药性包括性味归经、升降浮沉、有毒无毒等。

性味

药物具有的寒、热、温、凉四种药性，古时候也称为"四性"。药性的寒凉与温热，是本质不同、互相对立的两大药性，由寒而引起的发热要用祛寒的中药解除病症，如果用寒凉药医治只会增加体内的寒性，使病情加重。而温与热、寒与凉则是本质相同、程度有别的同一药性。在作用上它们有一定的共同点：寒、凉性药具有清热、泻火、解毒等作用，常适用于热性病症；温、热性药具有散寒、温里、助阳等作用，常适用于寒性病症。凉与寒，温与热，仅是区别药性程度上的差异，凉次于寒，温次于热。所以，本草书籍中常有微寒、大温的记载，其实，微寒就相当于凉；大温即相当于热。

除寒、热、温、凉四性外，还有一种平性药，由于这类药物寒、凉、温、热并不显著，作用较平和，不论寒、热症，皆可配用，所以一般不列在药性中。

"五味"是指辛、甘、酸、苦、咸五种不同的药味。五味的功用主要体现在：辛味能发散、行气行血，适用于表证或气血阻滞证。甘味能补益，和中缓急，适用于虚证，调和药性，解药食毒。酸味能收敛固涩，适用于虚汗、泄泻。苦味能泄燥，适用于热结便秘、心烦燥湿。咸味能软坚散结、泻下，多用于便秘、淋巴结块炎症等疾病。了解五味有助于进一步理解中医理论，从而有效地对症下药及饮食调补。

归经

归经就是药物发挥治疗作用的具体部位。归是作用的归属，经是脏腑筋络的概称。每一个中草药的治疗作用，对脏腑经络有明显的选择性，例如，杏仁、桔梗治咳嗽，归肺经；柴胡、青皮能疏肝理气，治胸胁痛，归肝经；酸枣仁、柏子仁治失眠，归心经等。药物的归经关系到它所起作用的脏腑、经络，所以掌握归经有助于快速准确地选用药物，即根据疾病的外在表现，大概诊断出病变所在的脏腑，按照归经来选择适当的药物进行治疗和调补。例如，患肺热咳嗽，当用桑白皮、地骨皮等肺经药来泄肺平喘；若胃火牙痛，当用石膏、黄连等胃经药来清泄为好。

升降浮沉

升降浮沉反映药物作用的趋向性，升是上升，降是下降，浮表示发散，沉表示泻下。凡升浮的药物，都能上行、向外，如升阳、发表、散寒、催吐等作用；凡沉降的药物，都能下行、向里，如清热、泻下、利水、收敛、平喘、止呃等作用。药物的升降浮沉与性味、加工炮制也有联系。一般来说能升浮的药物大多具有辛、甘味，性温、热；能沉降的药物大多具有酸、苦、咸、涩味，性寒、凉。此外，如果药物经过炮制后，也会改变其本有的性能，如酒炒过则性升，姜汁炒则能发散，醋炒则收敛，盐水炒则下行。因此，对症使用中草药，才会对人体更加有益。

有毒无毒

常听人说"是药三分毒"，其实有毒的东西未必有害，甚至也许有利于人；无毒的东西未必就无害，关键在于人的使用，只要精确地认识和把握药物的毒性，避其害，用其利。例如，酒是无毒的，但是喝多了会得肝硬化；辣椒是无毒的，吃多了，会损伤黏膜，导致溃疡、出血。蛇毒是致命的，但制成药物，就能治病救人；砒霜是剧毒，但可以用来治疗急性白血病。

产生中药中毒的原因有：一是剂量过大，尤其是毒性较大的药物，胆矾、斑蝥、蟾蜍、附子等，用量过大，或时间过长可导致中毒；二是炮制不当，如使用未经炮制的生附子、生乌头等；三是制剂服法不当，如服用附子中毒，多因熬制药物时间过短，或服用后受寒、进食生冷食物引起；四是误服伪造品，如误将华山参当做人参服用，独角莲当做天麻服用；五是配伍不当，如甘遂与甘草同服就会导致中毒。此外，一些人自行服药也会引起中毒。

综上所述，在使用中草药时，一定要了解食物的偏性，对症下药，才能起到疗病养生的功效。

6步教你如何鉴别中草药

药材的真假、质量的好坏，会直接影响临床应用的效果和患者的生命安全，所以对于中药材的鉴别有着十分重要的意义。

下面介绍6步教你鉴别中草药的方法。

1. 眼观

看表面：不同种类的药材由于用药部位的不同，其外形特征会有所差异。例如，根类药材多为圆柱形或纺锤形，皮类药材则多为卷筒状。

看颜色：通过对药材外表颜色的观察，分辨出药材的品种、产地和质量的好坏。例如，黄连色要黄，丹参色要红，玄参色变黑等。

看断面：很多药材的断面都具有明显的特征。比如黄芪的折断面纹理呈"菊花心"样，杜仲在折断时更有胶状的细丝相连等。

必要时可借用放大镜观察，这常用于观察种子的纹理、细小毛茸等。例如，观察具有特异芳草的紫苏子，它的表面常有隆起的网状花纹。

2. 手摸

手摸法：用手捻试药材的软硬、柔韧程度、疏松及黏性特征。例如，黄芪软而绵韧；当归软而柔；紫草染手，上色；鹿茸毛光滑舒适；茯苓折之有弹性。

手捏法：用手指或白纸捏压药材，感受药材的干湿、黏附等。例如，用纸压藏红花时，会出现油脂印记；天仙子用手捏有黏性。

手衡法：手持中药，通过上下运动以感觉其轻重。例如荆三棱坚实体重，而泡三棱则质轻；磁石质重，赤石脂次之，滑石则更轻些。

3. 鼻闻

直接鼻嗅法：将草药靠近鼻子闻它的气味，特殊的气味会给你留下深刻的印象。例如，薄荷、冰片、菊花、大黄、艾叶均有清香；蜂蜜、小茴香有甜香气；肉桂、细辛有辛香气；防风、麝香有挥发油的香气。这些香气中，药材往往香味越浓，质量越好。

蒸汽熏鼻嗅法：将草药放入热水中浸泡，其中气味会随蒸汽散出。例如，犀角有清香而不腥，水牛角略有腥气。

揉搓鼻嗅法：因有些草药的气味微弱，可以将鼻子揉搓后，再闻味。例如，鱼腥草有腥味；细辛有清香味等。

一般草药不会有异味，所以如果闻起来，味道怪异，有可能是伪劣产品。

4. 口尝

中草药有"辛、甘、酸、苦、咸"五味，购买时可通过口尝的方法鉴别。例如三七有人参的气味，品尝后先苦后甜；茯苓嚼起来会发黏；枸杞子味甜，唾液呈红黄色；远志有特殊的苦味，伴有刺喉感；黄连味道苦，而且越苦品质越佳。

5. 水试

有些药材放在水中，遇水后有明显的特殊变化。如胖大海浸泡后会膨胀成海绵状，可达原体积的8倍。银耳入温水浸泡后，会自然膨胀为原来的5～6倍，但如果银耳水泡后，无变化，或呈散开状，大多是用碎小银耳粘黏而成的，为劣品。所以，如果有条件可以用水泡的方法来鉴别。

6. 火试

火试，就是将中药用火燃烧或烘焙，观察之后的一系列现象，来鉴别中药的优劣真伪。通常可以买少许回家试验。常用的有下列两种方法：

直接燃烧法：将中药直接用或燃烧。例如，用火燃烧麝香时，会有轻微爆鸣声，但无臭气，燃烧后灰为白色；若烧时起油泡，无香气，而有焦臭味，烧后灰为紫色或黑色则是伪劣产品。

隔火烘焙法：将中药放在锡箔纸或者铁皮上，置于火焰隔火烘焙，然后观察其反应。例如，将珍珠用火烧时，会呈片状碎片，晶莹闪光，若烧后呈碎粒状或焦糊状则为伪劣产品。

这6种方法可以让你学会如何鉴别中草药，但要能正确鉴别药材的真伪优劣，还需要多年经验的不断积累，需要对中药知识的不断充实，才能准确认药。

中药的 煎煮与服用

"汤药苦口利于病"，煎煮中药汤剂已有2000多年的历史，虽然看似简单的煎煮，但却是个技术活，如何让汤药发挥最大药效，那就要认真了解一下煎煮中药的方法了。这对治病、养生都十分必要。

煎药前的准备

（1）将中药浸泡20～30分钟，好让药物充分吸收水分，让煎出的药液疗效更好。需要提醒大家的是，浸泡药材的水最好是冷水，60℃以上的热水浸泡会使药材组织细胞内的蛋白质凝固、淀粉糊化，不利于药物成分溶出。但是不宜用水冲洗药材，经水洗的药材会丢失一部分有效成分，导致药效降低，尤其是经研碎的粉末药材，和部分经炮制的药材。

（2）选择正确的煎药器皿。中药汤剂的质量与煎煮器皿有密切的关系，应选择沙锅、瓦罐、玻璃或搪瓷的煎煮器皿，不可用铁、铜、铝具煎药。此外，如果要将药材做成药包煎煮，一定要选用纯棉纱布包裹药材，这样药易溶于水。

（3）选用凉开水煎煮汤药。煎药最好不要用自来水，自来水中含有氯，氯是强氧化剂，会破坏中药中的有效成分。但水烧沸后，氯会挥发掉。

煎药中要注意的几件事

（1）用水量一般需要高出药面3~5厘米。中药也要按照医生嘱咐用量，在煎煮过程中不要随意加水或抛弃药液。

（2）中药并非煎的时间越长、煎得越浓效果越好。煎中药是中药饮片中的有效成分不断释放、溶解的过程，当中药饮片中与药液中的有效成分浓度平衡后，这一过程就停止了，再连续不断地长时间煎就令药液中的有效成分因不断蒸发而减少，甚至使有效成分在长时间的高温中遭到破坏，导致药效降低。而且过浓过多的中药汤剂，还会给患者服药带来困难，服药后会产生恶心、呕吐等不良反应。所以煎药时，药液应保持一定的量。

（3）煎药时要经常搅动，并随时观察煎药量，使药材充分煎煮，避免出现煎干或煎煳现象。

（4）煎药用火应遵循"先武后文"的原则，即沸前宜用武火，使水很快沸腾，沸后用文火，保持微沸状态，减少水分蒸发，以利于药物成分的溢出。

（5）中药煎煮一般分为一煎、二煎，有些滋补药也可煎三次。取药包好后，一煎药沸后煎15~20分钟为宜，二煎药沸后煎10~15分钟为宜，滋补药可适当时间长些。

煎药后注意服用方法

正确的服药方法才能使药物发挥最大的治疗效果，因此，每剂药煎好后，一定要注意服药方法。

（1）汤药应趁热及时滤出，以免因温度降低而影响滤出及有效成分的再吸附。滤药时应尽量"压干"滤净。每剂药的总煎出量在500～600毫升，可分2～3次服用。

（2）按照病症的不同，选择正确的服药方法。汤药煎煮完毕，一般应在温而不冷时服用，但热性病者应冷服，而寒性病者应热服，如冬天受寒引起的感冒服用的发散风寒药最好热服，服后避风寒，遍身微微出汗为宜。

（3）对于有恶心、呕吐的患者，可在服药前嚼一点生姜或橘皮末，然后再服，可防止呕吐。

其实，服用中药汤剂重在对证，在服药时，如果不明白，千万不要自作主张，可以询问一下医院的主治医生，这样既安全又会对病症起到最大的疗效。

了解中医古今剂量的换算

在我国中医界，自古至今，一直就流传一种说法："中医不传之秘在剂量。"用量过大，则矫枉过正；用量过轻，则病缠绵不愈也，但初学经方的人，常常会为原书载方的剂量问题所困扰。为了便于本书读者阅读，我们经多方查找资料，总结出三种医药处方剂量的换算规律。

1.重量单位剂量换算

一厘：约等于0.03125克。

一分：为十厘，约等于0.3125克。

一钱：为十分，约等于3.125克。

一两：为十钱，约等于31.25克。

一斤：为十六两，约等于500克。

2.用药剂量换算

一方寸匕：约等于2.74毫升，大致相当于金石类药末2克，草木类药末1克。

一钱匕：约等于2克多一点。

一刀圭：约等于0.274毫升。

一撮：约等于四圭，也就等于1.096毫升。

一勺：约等于十撮，15克左右。

一合：约等于十勺，150克左右，约20毫升。

一升：约等于十合，1.5公斤左右，约200毫升。

一斗：约等于十升，15公斤左右，约2000毫升。

一斛：约等于五斗，75公斤左右。

一石：约等于十斗，15公斤左右。

3.特殊药物的剂量换算

梧桐子大=黄豆大

蜀椒一升=50克

葶苈子一升=60克

吴茱萸一升=50克

五味子一升=50克

半夏一升=130克

虻虫一升=16克

附子大者1枚=20～30克

附子中者1枚=15克

杏仁大者10枚=4克

栀子10枚平均15克

瓜蒌大小平均1枚=46克

枳实1枚≈14.4克

石膏鸡蛋大1枚≈40克

厚朴1尺≈30克

竹叶一握≈12克

第二章

补益健体，调理五脏机能

众所周知，心、肝、脾、肺、肾是人体的重要器官，五脏中，肝主血，主谋虑，储藏和调节人体的血液，在人体受到外界刺激时，动员人进行思考，并给出对策；脾主运化，将经过消化的水谷精微运化成气和血，为人体的生命活动提供能量，调节人体的水分代谢；肺主气，呼吸氧气，并将脾脏运化后的精微之物转化成人体所需的气血之气；肾主水，调节体内水液平衡，调和阴阳。因此，这几个器官的运转情况与人体健康有着密不可分的关系，在日常生活中应该做好五脏的调理工作。

对五脏的调理主要使用以下几类中草药：补益类、活血行气类、祛除毒素类、温里类。

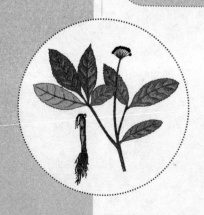

本章看点 ▼

山药
调养脾胃的最佳食物

释义 · 别名 · 性味 · 功效主治 · 应用指南 · 养生药膳

释义 山药在四月蔓延生苗，五月开白花，七月结实青黄，八月熟落，结一簇一簇的荚，荚都由三个棱合成，坚硬没有果仁。籽则长在一边，大小不一。其根里面白而外面呈黄色，类似于芋。

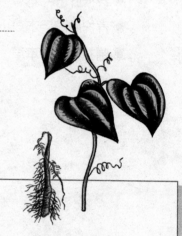

别名 怀山药、淮山药、薯蓣、土薯、山薯、玉延。

性味 味甘，性温、平，无毒。

功效主治

伤中，补虚羸，除寒热邪气，补中，益气力，长肌肉，强阴。久食，令人聪耳明目、轻身不饥、延年益寿。还可以去头晕目眩、头面游风，下气、止腰痛、治虚劳羸瘦、充五脏、除烦热、补五劳七伤、去冷风、镇心神、安魂魄、补心气不足、开通心窍、增强记忆。还可强筋骨、治泄精健忘、益肾气、健脾胃、止泄痢、化痰涎、润肤养发。凡是体虚羸弱的人，均应多食。把山药捣碎后贴硬肿处，能使肿消散。将山药和蜜一起煮熟，或煎汤，或做成粉食用，可壮阳滋阴。把晒干的山药拿来入药更妙。

应 用 指 南

1.禁口痢：山药半生半炒，捣为末，每次服2钱，用米汤送下，每日2次。

2.补益虚损，益颜色，补下焦虚冷，治小便频数，瘦损无力：把山药置沙盆中研细，入铫中，加酒一大匙熬出香气，随即添酒一盏煎搅使之均匀，空腹饮之，每日一服。

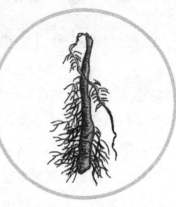

3.治脾胃虚弱，不思饮食：山药、白术各1两，人参七钱半为末，水糊成丸如小豆大，每次饮下四五十丸。

4.治痰气喘急：用生山药半碗捣烂，加甘蔗汁半碗，和匀，热饮立止。

5.治手足冻疮：用一截山药磨烂，敷冻疮。

养 生 药 膳

• 山药汤 •

【原料】山药250克，冰糖适量。

【做法】山药洗净，去皮，切成小块，放入沙锅内加水熬汤，将汤过滤取其汁，放入冰糖调味，代茶饮。如过浓也可加水冲饮。

【功效】补中益气，健脾益胃。

大枣

养脾气、平胃气的"天然维生素丸"

释义 · 别名 · 性味 · 功效主治 · 应用指南 · 养生药膳

释义 枣树各地都有种植，以山东、山西的枣肥大甘美。枣树的长枝呈红褐色，长着小刺，四月里长叶，五月开白中透青的花，秋季果熟，晒干即可入药，又可作食物用。煮熟压出的汁叫枣膏。蒸熟的叫胶枣，加糖蜜拌蒸则更甜。胶枣捣烂后晒干则成了枣油，具体做法为：选红软的干枣放入锅中，加水至刚好淹平，煮沸后捞出，在沙盆中研细，用棉布包住绞取汁，涂在盘上晒干，它的形如油，刮摩成末后收取。每次用一匙放入汤碗中即成美浆，酸甜味足，用来和米粉，最止饥渴、益脾胃。八月采，暴晒至干即可。味良美，易入药。

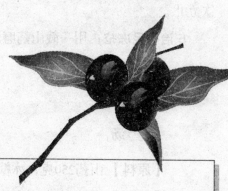

别名 干枣、良枣。

性味 味甘，性平，无毒。

功效主治

心腹邪气，安中，养脾气平胃气，通九窍，助十二经，治少气、少津液、身体虚弱、大惊、四肢重，和百药。长期服食能轻身延年。但有齿病、疳病、蛔虫的人不宜吃，腹中胀满的人不宜吃，小儿不宜多吃。忌与葱同食，否则令人五脏不和。与鱼同食，令人腰腹痛。糖尿病患者不宜食用。

应用指南

1.**治卒急心痛**：把一个乌梅和两个枣、七个杏仁一起捣烂。男子用酒、女子用醋服下，以后一直到年老都不再发生心痛。

2.**治耳聋鼻塞**：不能听到声音，不能闻到香臭者，取大枣十五枚去皮核，蓖麻籽三百枚去皮，放一起捣烂。绵布包裹后塞耳、鼻，每月一换。三十多天，就可听到声响，能闻到香臭。先治耳，后治鼻，耳鼻不可同时塞住。

3.**治伤寒热病**：口干咽痛，取大枣二十枚，乌梅十枚，研烂，捣入蜜丸，含口中，咽汁效果良好。

4.**治反胃吐食**：大枣一枚去核，用斑蝥一枚去掉头翅，放入枣内，煨熟去蝥，空腹食之，白汤送下更好。

养生药膳

• **大枣汤** •

【原料】整鸡1只，大枣30克，枸杞30克，党参3根，生姜1块，葱2根，香油10毫升，盐、酱油、胡椒粉、料酒、鸡精各少许。

【做法】将鸡洗净后剁成块状；大枣、枸杞、党参洗净，沥干水分；生姜切片、葱切段备用；将剁好的鸡肉块与大枣、枸杞、党参、姜片、葱段一同放入沙锅中，加适量清水，烧沸，转文火，加入盐、酱油、胡椒粉、料酒熬煮约30分钟，鸡肉熟烂后，淋上香油即可。

【功效】补气养血，明目保肝，健脾益胃，安神益肾。

豆蔻 健脾消食的调味佳品

释 义 · 别 名 · 性 味 · 功效主治 · 应用指南 · 养生药膳

释义 主要产在岭南，苗似芦，叶像山姜、杜若，根像高良姜。二月开花作穗房，生于茎的下方，嫩叶卷之则生，初如芙蓉花，微红，穗头深红色，其叶逐渐展开，花渐渐地露出，颜色逐渐变淡，也有黄白色的。豆蔻大小如龙眼，形状稍长，外皮呈黄白色，薄而棱峭，它的核仁大小如缩沙仁而有辛香气味。

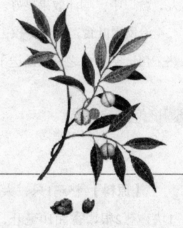

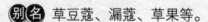

别名 草豆蔻、漏蔻、草果等。

性味 味辛，性温、涩，无毒。

功效主治

温中，心腹痛，呕吐，去口臭气。下气，止霍乱，一切冷气，消酒毒。调中补胃，健脾消食，祛客寒及心胃痛。治瘴疠寒疟，伤暑吐下泄痢，噎膈反胃，痞满吐酸，痰饮积聚，妇女恶阻带下，除寒燥湿，开郁破气，杀鱼肉毒。制丹沙。

应用指南

1.治心腹胀满：气短，用豆蔻一两，去皮为末，以木瓜生姜汤，调服半钱。

2.治胃弱呕逆，不能进食：用豆蔻仁二枚，高良姜半两，水一盏，煮取汁，入生姜汁半合，和白面作拨刀，以羊肉汁煮熟，空腹食之。

3.治霍乱烦渴：豆蔻、黄连各一钱半，乌豆五十粒，生姜三片，水煎服之。

4.治虚疟自汗：汗出不止者，用豆蔻一枚，面裹煨熟，连面研，入平胃散二钱，水煎服。

5.治脾肾不足：豆蔻仁一两，以舶茴香一两炒香，去茴不用；吴茱萸汤泡七次，以故纸一两炒香，去故纸不用；胡芦巴一两，以山茱萸一两炒香，去茱萸不用。上三味为散，酒糊丸梧桐子大。每服六十丸，盐汤下。

养 生 药 膳

• 白豆蔻粥 •

【原料】白豆蔻5克，生姜4片，大米80克。

【做法】将白豆蔻、生姜择净，放入锅中，加清水适量，浸泡5～10分钟后，水煎取汁，加大米煮为稀粥，或将豆蔻、生姜研细，待粥熟时调入粥中，再煮片刻即成。每日1剂，连续5～7天。

【功效】温中散寒，健脾止泻。

鸡内金
消食健脾，治疗厌食的良药

释义 · 别名 · 性味 · 功效主治 · 应用指南 · 养生药膳

释义 雉科动物家鸡的沙囊内壁。全国各地均产。将鸡杀死后，取出鸡肫，剖开，趁热剥取内壁，洗净，晒干。生用或炒用。

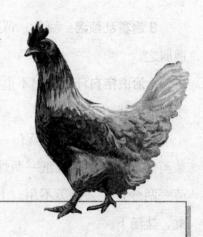

别名 鸡合子、鸡中金、鸡肫皮等。

性味 味甘，性平，无毒。

功效主治

消食健胃，宽中健脾，涩精止遗。治小儿食疟、疗大人（小便）淋漓、反胃，消酒积，主喉闭、乳蛾，治一切口疮、牙疳诸疮。泄泻下痢，小便频数以及五脏烦热。并可治疗遗精、尿血、崩中带下、肠风下血。又能消食和胃。

应用指南

1.治小便淋沥，痛不可忍：鸡肫内黄皮五钱，阴干烧存性，作一服，白汤下，立愈。

2.治一切口疮：鸡内金烧灰敷上，立即见效。

3.治脾虚厌食，面黄、发枯、肌肉不实或消瘦：炙鸡内金、炙甘草各一分，黄芪、白术、茯苓、黄精各三分，陈皮、青黛各二分。将上药用水煎服，每日1剂，分2～3次服。

4.治小儿厌食症：炒鸡内金一钱，麦芽三钱，莪术一钱，苍术一钱，山楂二钱，神曲二钱，党参二钱，茯苓二钱半，陈皮一钱。将以上诸药水煎取汁150毫升，分3次服，每日1剂。6天为1个疗程。

养生药膳

● 鸡内金杏仁汤 ●

【原料】鸡内金、杏仁、木香、枳壳、槟榔各3克，党参、山药各6克，菖蒲、郁金各4克，莪术、牵牛子、大黄炭各2克，花椒、肉桂各1克。

【做法】将上药水煎2次，每日1剂，分3次服。1个月为1个疗程。

【功效】温中健脾，行气止痛。治疗脾胃不和，厌食、食欲不振。

刀豆
调养肠胃的美味佳肴

释义 · 别名 · 性味 · 功效主治 · 应用指南 · 养生药膳

释义 豆荚的形状像刀,所以取名刀豆。三月下种,藤蔓可长到一两丈长,叶子像豇豆的叶子但比豇豆的叶子稍长些,稍大些,五六月开紫色的花像飞蛾一样,结豆荚,它的豆荚长接近一尺,有点像皂荚。

别名 挟剑豆。

性味 味甘,性平,无毒。

功效主治

温中通气,利于调养肠胃,止呃逆,益肾补元气。

应用指南

1.治气滞呃逆，膈闷不舒：刀豆取老而绽者，每服二三钱，开水送服。

2.治肾虚腰痛：刀豆二粒，包于猪腰子内，外裹叶，烧熟食用。

3.治小儿疝气：刀豆子研粉，每次一钱半，开水冲服。

4.治百日咳：刀豆子十粒（打碎），甘草一钱。加冰糖适量，水一杯半，煎至一杯，去渣，频服。

养生药膳

· 二豆粥 ·

【原料】刀豆、绿豆各50克，粳米100克，白糖适量。

【做法】将刀豆、绿豆分别洗净，预先浸泡3～5小时，捞出，洗净；粳米洗净，与泡好的刀豆、绿豆一同放入锅中，熬煮成粥，加少许白糖调味即可食用。

【功效】清暑化湿，健脾和中，生津止渴。

· 刀豆生姜汤 ·

【原料】老刀豆30克，生姜3片，红糖适量。

【做法】将刀豆、生姜洗净，加水300毫升，煮约10分钟，去渣取汤汁，再加红糖，调匀即成。

【功效】此汤具有温中降逆、止呃止呕的功效，适用于虚寒性呕吐，呃逆等病症。

泥鳅
暖中益气，调补中焦脾胃

释义 · 别名 · 性味 · 功效主治 · 应用指南 · 养生药膳

释义 泥鳅生活在湖池中，形体很小，只有三四寸长，形状有点像鳝而有点小，头是尖的，体圆身短，没有鳞，颜色青黑，浑身布满了自身的黏液，因而滑腻难以握住。

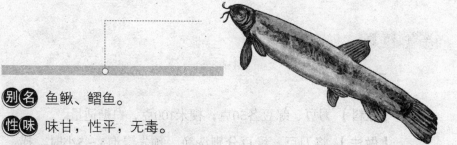

别名 鱼鳅、鳛鱼。

性味 味甘，性平，无毒。

功效主治

暖中益气、醒酒，解除消渴证。同米粉一起煮食，可调补中焦脾胃，治疗痔疮。

应用指南

1.治异物鲠喉：用线捆住活泥鳅的头，将它的尾巴朝里，先放入喉中，然后将泥鳅拉出来即可。

2.治心脾两虚、肾虚阳痿：泥鳅、酸枣仁各一两，一同放入锅中，水煎成汤，加入姜、葱、黄酒，两次煮沸后即成。

养生药膳

· 泥鳅清汤 ·

【原料】泥鳅1条，虾3对，料酒、姜片、盐、味精各适量。

【做法】将泥鳅放清水中，滴几滴植物油，每天换清水，让泥鳅排尽肠内脏物，然后再宰杀干净；虾洗净与泥鳅同放入沙锅中，加入姜片、料酒，加适量清水，熬煮成浓汤，泥鳅熟后，加盐、味精调味即成。

【功效】温补肾阳，裨益心脾，除湿退黄。

· 泥鳅豆腐 ·

【原料】泥鳅2条，豆腐100克，葱、香菜、姜片、白胡椒粉各1/4汤匙，料酒1汤匙，食用油、盐各适量。

【做法】将洗净宰杀好的泥鳅，氽水捞起；豆腐冲净，切小块；葱和香菜洗净，葱切粒，香菜切段；热锅放油，放入泥鳅两面煎香，淋入料酒，倒入水和姜片，待烧开后倒入宽口瓦煲，放入豆腐，用中文火煮30分钟，撒入葱粒和香菜，下盐和白胡椒粉调味即可品尝。

【功效】补中益气，补脾祛湿、益肾填精，利小便。

茴香
暖胃驱寒、理气止痛的香料

释 义 • 别 名 • 性 味 • 功效主治 • 应用指南 • 养生药膳

释义 煮臭肉加入一些茴香，臭味即消失，故叫茴香。三月生叶，极疏细，五月茎粗，高三四尺，五六月开花，像黄色的蛇床花。结出的籽像秕谷，很轻而且细棱。俗名叫大茴香的像麦粒一样大，现在宁夏出产的最好。其他地方都小，叫做小茴香。

别名 八角珠。

性味 味辛，性平，无毒。

功效主治

开胃行气，理气散寒。身体脓肿、霍乱，以及蛇伤和膀胱炎，祛胃部冷气，顺肠气，调中，治呕吐，消湿止痛，治干湿脚气，肾劳损，腹疝及腹部肿块，阴疼。开胃下气，补命门不足，暖丹田。

应用指南

1.治伤寒脱阳，小便不通：用茴香末、生姜汁调和涂在小腹上。

2.治肾虚腰痛：茴香炒研为末，猪腰子劈开，掺末入腰子内，湿纸包住煨熟。空腹吃，盐酒送下。

3.治疝气：用八角茴香、小茴香各三钱，少量的乳香研成末，用水服能取汗。

4.治突然恶心、腹部不适：将生茴香，捣烂成汁一合，与热酒一合一起服下，能通小肠气和突然肾气冲胁。

养生药膳

• 茴香炖猪舌 •

【原料】 猪舌2个，茴香、陈皮各10克，葱白1/2根，生菜叶、白糖、植物油、白酒、酱油各适量。

【做法】 将猪舌放入沸水中焯烫3分钟，表皮成白色时捞出，用刀剥净表面的皮和舌根部位的脂肪；将茴香、陈皮放入锅中，倒入酒，加入清水，放入白糖、酱油，烧沸，转文火，放入猪舌，煮至烂熟，捞出晾凉；再将锅内汤汁煮成浓汁，将猪舌切片，盘内铺上几片生菜叶，摆上猪舌片，浇上煮好的浓汁，即可食用。

【功效】开胃行气，理气止痛。

佛手

芳香理气，健脾止呕

> 释 义 · 别 名 · 性 味 · 功效主治 · 应用指南 · 养生药膳

释义 生于岭南，树像朱栾，叶子尖长，枝间有刺。果子形状像人的手，有指，皮似橙柚，厚皱有纹和光泽。生果是绿色的，熟时呈黄色。味道甘甜而带辛味，清香袭人。佛手的果实还能提炼佛手柑精油，是良好的美容护肤品；佛手根可治男人下消、四肢酸软；佛手果可治胃病、呕吐、气管炎、高血压、哮喘等病症。秋季果实未完全变黄时采收，切薄片，干燥用，亦可鲜用。

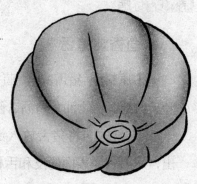

别名 五指橘、手柑、九爪木、佛手柑。

性味 味辛、甘，无毒。

功效主治

舒肝理气，健胃止呕，芳香理气，化痰止咳。主治肝胃气滞、胸胁胀痛、胃脘痞满、食少呕吐、舌苔厚腻等。

应用指南

1.治肝气郁结、胃腹疼痛：佛手、青皮各二钱，川楝子一钱，水煎服。

2.治恶心呕吐：佛手三钱，陈皮二钱，生姜半钱，水煎服。

3.治哮喘：佛手三钱，藿香二钱，姜皮半钱，水煎服。

4.治白带过多：佛手四钱，猪小肠适量，共炖，食肉饮汤。

5.治慢性胃炎、胃腹寒痛：佛手半两，洗净，清水润透，切片，放入瓶中，加低度优质白酒500毫升。密闭，泡10日后饮用，每次15毫升，每日一次。

6.治老年胃弱、消化不良：佛手半两，粳米二两，共煮成粥，早晚分食。

养生药膳

● 佛手姜糖饮 ●

【原料】佛手10克，生姜5克，红糖适量。

【做法】将佛手、生姜洗净，切片，放入茶杯中，加适量红糖，冲入沸水，加盖闷5～10分钟，即可代茶饮用。

【功效】舒肝理气，健胃止呕。

高良姜
益脾胃、助消化、止呕的良药

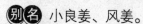

释义 · 别名 · 性味 · 功效主治 · 应用指南 · 养生药膳

释义 高良姜为姜科植物高良姜的干燥根茎。春天长出叶和茎，像姜苗一样而稍大，高一二尺，花呈紫色。而作穗状，嫩叶卷住花。通常于夏末秋初采挖，除去须根及残留的鳞片，洗净，切段，晒干备用。

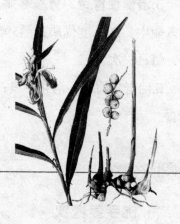

别名 小良姜、风姜。

性味 味辛，性大温，无毒。

功效主治

温胃散寒，消食止痛。积冷气，止呕吐反胃，帮助消化，能宽膈消食。祛白睛翳膜，补肺气，益脾胃，理元气，润皮肤，解酒毒。

应 用 指 南

1.**治脚气**：高良姜一两，水三升，煮一升，一顿服尽，臭气即消。

2.**养脾温胃，去冷消痰，治心脾痛及一切冷物所伤**：用高良姜、干姜各等份，炮制研末，制成面糊丸如梧桐子大小，每次饭后，用橘皮汤服下十五丸。孕妇禁服。

3.**治头痛流涕**：高良姜生研，多次吃下。

养 生 药 膳

• 两姜粥 •

【原料】 干姜、高良姜各3克，大米60克。

【做法】 先煎干姜、高良姜取汁，去渣，再入大米，同煮粥，早晚各服1次。

【功效】 温中和胃，祛寒止痛。

• 高良姜粥 •

【原料】 高良姜15克，粳米50克。

【做法】 先煎高良姜，去渣取汁，后下米煮粥。空腹服食。

【功效】 温中散寒。治胃寒作痛或寒霍乱、吐泻交作、腹中疼痛等。

吴茱萸

温暖脾胃的驱寒药

释义 · 别名 · 性味 · 功效主治 · 应用指南 · 养生药膳

释义 树高一丈多，树枝粗壮，皮青绿色。叶子长得长并有皱。三月开紫红色细花，七八月结实似椒籽，很多果子聚成一簇，嫩时微黄色，熟时呈深紫色，果实中没有核，与花椒不同。

别名 吴萸、茶辣、臭辣子树等。

性味 味辛，性温，有小毒。

功效主治

温中下气，止痛湿气，祛痰止咳，舒筋活脉，起阳健脾，开胃消食，还能治由于血滞引起的肢体疼痛或麻木。祛邪风，可治皮肤和皮下肌肉的病，由于受寒热引起的咳嗽、呕吐也可治。吴茱萸还能利五脏，祛痰止咳，排冷气，治消化不良，受冷气后心腹疼痛，霍乱转筋，胃受凉，腹痛腹泻，妇女产后心痛。能治全身疼痛麻木，腰脚软弱，通气，治痔疮。能杀三虫，杀恶虫毒，治龋齿等症。解妇女产后余血，排肾气、脚气水肿，疏经活络，起阳健脾，开胃消食。治反酸，也可治气闭不省人事。治流口水、头痛、阳毒腹痛、疝气。但闭口的吴茱萸有毒，食用有害。多吃吴茱萸会伤神动火、眼昏、长疮。

应用指南

1.治冷气腹痛：吴茱萸二钱捣烂，用酒一盅调之。用香油一杯，入锅煎热，倾茱萸酒入锅，煎一滚，取出服下。

2.治小肠疝气，偏坠掣痛，及外肾肿硬，及阴部湿痒成疮：吴茱萸去梗一斤，分作四份：四两用酒浸，四两醋浸，四两汤浸，四两童子小便浸一夜，一同焙干，加泽泻二两，研为末，酒糊丸如梧子大。每服五十丸，空腹盐汤或酒吞下。

3.治口舌生疮：用醋调茱萸末，贴在两足心，一晚上就会好。

养生药膳

• 吴茱萸粥 •

【原料】吴茱萸2克，粳米50克，生姜2片，葱白1/2根。

【做法】将吴茱萸研为细末；用粳米先煮粥，待米熟后下吴茱萸末及生姜、葱白同煮为粥。每日早晚服用，3~5天为1个疗程。

【功效】补脾暖胃，开窍散结，止痛止吐，温中散寒。

• 吴茱萸汤 •

【原料】吴茱萸9克，人参9克，生姜18克，大枣4枚。

【做法】将吴茱萸、人参、生姜和大枣放入锅中，以水1升，煮取400毫升，去滓，温服100毫升，日服3次。

【功效】温中补虚，降逆止呕。用于脾胃虚寒或肝经寒气上逆，而见吞酸嘈杂，或头顶痛、干呕吐涎沫，舌淡苔白滑，脉沉迟者。

大麦
平胃止渴，治疗腹胀

释义 • 别 名 • 性 味 • 功效主治 • 应用指南 • 养生药膳

释义 大麦出自关中，就是青稞麦，形似小麦而且较大，皮厚，它和小麦的功效大致相同。还有黏性的大麦，叫糯麦，可以用来酿酒，做糖。

别名 牟麦。

性味 味咸、甘，性温、寒，无毒。

功效主治

消渴除热毒，益气调中。滋补虚劳，使血脉强壮，对肤色有益，充实五脏，消化谷食，止泄，不动风气。长时间食用，可使人长得又白又胖，肌肤滑腻。制成面，能平胃止渴，消食治疗腹胀。长时间食用，可使人头发不白。用它和朱沙、没石子等药物，还可以将头发染成黑色。它还能宽胸下气，凉血，消食开胃。大麦性平凉，口感滑腻。

应用指南

1.**治麦芒偶入目中**：大麦煮汁洗，即出。

2.**治腹破肠出**：可用大麦五升，水九升，煮取四升，绵布过滤取汁待极冷，令患者卧席上，含汁喷肠，肠渐入，再喷其背。不要让病人知晓及旁人看见和说话，否则肠不入，就抬席四角轻摇，使肠自入。十日内，进少许流质饮食，慎勿惊动。

3.**治吃得过饱，腹中闷胀**：大麦面熬至微香，每次服用方寸匕（注：方寸匕为古代量药的器具。匕，即匙；方寸，指其大小为一寸见方。一方寸匕的容量，相当于十粒梧桐子大），效果良好。

4.**治冬季手脚长冻疮**：将大麦苗煮成汁浸洗。

5.**治小便不通**：陈大麦秸加水煎成浓汁，多次服用。

养生药膳

• 大麦茶 •

【原料】大麦20克。

【做法】将大麦冲净，沥干水分，放入锅中，加适量清水，武火煮沸，文火熬煮约20分钟，滤出汤汁，即可徐徐饮用。

【功效】益气调中，平胃止渴。

• 大麦姜汁汤 •

【原料】大麦100克，姜汁、蜂蜜各一匙。

【做法】大麦煎汤取汁，加入姜汁、蜂蜜，搅匀。饭前分3次服。

【功效】用于卒然小便淋涩疼痛，小便黄。

甘松

开胃醒脾、理气止痛的良药

释 义 · 别 名 · 性 味 · 功效主治 · 应用指南 · 养生药膳

释义 本品为败酱科植物甘松或匙叶甘松的干燥根及根茎。春、秋两季采挖，去除泥沙及杂质，晒干或阴干，作药材用。其质松脆，易折断，断面粗糙，皮部深棕色，常成裂片状，木部黄白色。其气特异，味苦而辛，有清凉感。《本草纲目》中说："甘松，芳香能开脾郁，少加入脾胃药中，甚醒脾气。其气芳香，入脾胃药中，大有扶脾顺气、开胃消食之功。"

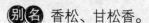

别名 香松、甘松香。

性味 味辛、甘，性温。

功效主治

开胃醒脾，行气止痛，理气止痛。主治中焦寒凝气滞，脾胃不和，食欲不振，呕吐。外用时，可祛湿消肿，治疗牙痛、脚气等病症。

应用指南

1.醒头去屑： 山柰、甘松、零陵香各一钱，樟脑二分，滑石半两，夜里擦涂，第二天洗去。

2.治脚肿、脚气： 取甘松适量，研为末，用温水调成糊状，敷于患处，连用3～5次即可消肿。

3.治思虑伤脾或寒郁气滞引起的胸闷腹胀、不思饮食及胃脘疼痛： 甘松四钱，陈皮一钱，上药切碎，放入保温瓶中，加沸水适量冲泡，分6次饮服，病重时倍量饮服。

4.治牙痛、口腔溃疡： 甘松三钱，水煎成汁，每日含漱2～3次，连用3天即可见效。

养生药膳

• 甘松炖鸡腿 •

【原料】鸡腿700克，甘松5克，酱油、绍酒、葱末、白糖、姜片、花生油、盐、芝麻油各适量。

【做法】将鸡腿洗净，剁成小块，用刀拍松，抹酱油上色晾干；甘松冲洗干净；炒锅上旺火，倒入花生油，烧至七成热，下鸡腿块炸至金黄色取出，沥干油，再放入甘松炒香；将炒好的鸡腿肉和甘松一同放入沙锅中，加适量清水，放入白糖熬炖至变色，放入葱末、姜片、盐、酱油、绍酒，转文火，盖紧锅盖，焖煮约1小时，直至鸡肉酥烂，盛入盘中，取出甘松，淋上芝麻油即成。

【功效】开胃醒脾，理气止痛，增强食欲。

胡椒
健脾养胃，善解食物毒

释 义 • 别 名 • 性 味 • 功效主治 • 应用指南 • 养生药膳

释义 李时珍说，胡椒因为它的味道辛辣似椒，故以椒为名，实际上并不是椒类。胡椒原生西戎，今遍有之。它的茎极柔弱，依附在树上攀缘到高处，现架成棚引藤。叶子像扁豆、山药等类植物。叶长半寸，有细条与叶齐，条条结子，两两相对，叶晨开暮合，合后裹其子在叶中，正月开黄白色的花，结出的胡椒子很多，缠绕在藤蔓上，形状像梧桐子，也没有核，生的时候是青色，熟后变为红色，青的更辣。四月熟透，五月开始收，晒干后变小。它是现在最常见的调味品之一。

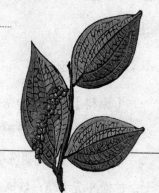

别名 昧履支。

性味 味辛，性温，无毒。

功效主治

下气温中，能去痰，除脏腑中的冷气，去胃口的虚冷气，积食不消化，霍乱气逆，心腹疼痛，冷气上冲。可调和五脏，壮肾气，治冷痢，杀死一切鱼、肉、鳖、蕈中的毒。能治冷积阴毒，牙齿肿痛。吃多了，眼花、头昏、生疮。对肺部的损伤大，严重者还会吐血。

应用指南

1.**治霍乱吐泻**：胡椒三十粒用水吞服。或用胡椒四十九粒，绿豆一百四十九粒，一同研为末，木瓜汤服一钱。

2.**治伤寒咳逆，寒气攻胃**：胡椒三十粒，打碎，麝香半钱，加酒一盅，煎至半盅，热服。

3.**治心腹冷痛**：胡椒二十一粒，用清酒送服。

养生药膳

● 胡椒猪肚汤 ●

【原料】猪肚600克，胡椒15克，蜜枣5颗，生粉、盐各适量。

【做法】猪肚用生粉、盐搓洗内外，冲净，将胡椒放入猪肚内，用线缝合，与蜜枣一齐放入锅内，加适量清水，烧沸，转文火炖煮1～2小时，以盐调味即可饮汤吃猪肚、蜜枣。

【功效】温中理气，健脾养胃，散寒止痛。

● 黑胡椒牛排 ●

【原料】牛排200克，盐、鸡精、白糖、酱油、黑胡椒粉、水淀粉各适量。

【做法】先将牛排拍成薄片，加入盐、鸡精、白糖、酱油、黑胡椒粉、淀粉腌制15～20分钟；煎盘内倒少许油放微波炉中预热2分钟，再将牛排平铺在盘上，放微波炉4分钟即可。

【功效】温中理气，散寒止痛，营养丰富。

橘
止渴开胃，除胸中膈气

释义 · 别名 · 性味 · 功效主治 · 应用指南 · 养生药膳

释义 树高几米，茎上长刺。叶两头尖，绿色面光滑，有一二寸长，四月开白花，六七月结果，到十一二月才熟呈黄色。扒皮后，内分几瓣，瓣中有核。内瓣甘润香美，是果中的贵品。冻橘八月开花，冬结春果。

别名 橘子。

性味 味甘、酸，无毒。

功效主治

甘的润肺，酸的止消渴，开胃，除胸中膈气。不可经常吃，否则恋膈生痰，滞肺气。忌同蟹吃，会使人患软痈。

应用指南

1.治肾经气滞腰痛： 橘核、杜仲各一两，炒后研成末。每次吃二钱，盐酒送服。

2.治腰痛、膀胱气痛、肾冷： 将橘核炒研，每次温酒送服一钱，或用酒煎服。治酒风鼻赤，则炒研，每次服一钱，胡桃肉一个，擂烂用酒送服，以病情而定量。

3.治突发性心痛： 如果在旅途中，用药不便，只要用橘皮去白后，煎水喝，甚好。

4.治嵌甲作痛，不能走路： 用浓煎陈皮长时间浸泡，甲和肉自己便分开，轻轻剪去甲，并用虎骨末敷上即可。

5.治肺痈咳脓血： 绿橘叶洗净后，捣绞出一盏汁服下，吐出脓血即愈。

养生药膳

• 橘 汁 •

【原料】橘子2个。

【做法】将橘子去除皮和络，放入榨汁机中，榨成汁，即可饮用。过浓可对白开水，味道更佳。

【功效】止渴开胃，健脾消食，增强食欲。

大蒜 消食理气，温中健胃

释义 · 别名 · 性味 · 功效主治 · 应用指南 · 养生药膳

释义 本品为百合科葱属植物蒜，以鳞茎入药。6月叶枯时采挖，除去泥沙，通风晾干或烘烤至外皮干燥备用。

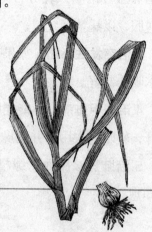

别名 胡蒜、蒜头、大蒜头。

性味 味辛，性温，有小毒。

功效主治

消食理气，温中健胃，解毒杀虫。主治脘腹冷痛、饮食积滞、水肿胀满、泄泻、痢疾、疟疾、百日咳、痈疽肿毒、蛇虫咬伤、白秃癣疮等病症。

应用指南

1.**治婴儿腹泻**：大蒜（未去皮）1头。将大蒜用文火烧烤并不时翻动，使大蒜外皮烧煳，里面烧软、烧熟，然后将烧熟的蒜肉碾碎，再喂给婴儿。

2.**防治心脑血管疾病，预防肝硬化、降血压**：每日生嚼2～3瓣大蒜，是降压的最好最简易的办法。

3.**排毒清肠，预防肠胃疾病**：大蒜2～3瓣，水煮后，研成泥状，调入米汤服食，2日1次。

养生药膳

● 大蒜粥 ●

【原料】紫皮大蒜30克，粳米100克。

【做法】大蒜去皮，放沸水中煮1分钟捞出，然后将粳米淘洗干净，放入煮蒜水中煮沸，再将蒜瓣同煮为粥，即成。

【功效】下气健胃，解毒止痢。

● 大蒜浸液 ●

【原料】大蒜10克，白糖适量。

【做法】将大蒜去皮捣烂，加开水50毫升，澄清加白糖适量即成。

【功效】有止咳解毒的功效，适用于百日咳痉咳期。

丁香

温中散寒治呕逆

释 义 • 别 名 • 性 味 • 功效主治 • 应用指南 • 养生药膳

释义 本品指桃金娘科蒲桃属植物丁香的花蕾及其果实。果实称母丁香或雌丁香，花蕾称公丁香或雄丁香。在花蕾开始呈白色，渐次变绿色，最后呈鲜红色时可采集。将采得的花蕾除去花梗晒干即成。以花蕾干燥、个大、饱满、色棕紫而新鲜、香气浓烈、油性足者为佳。

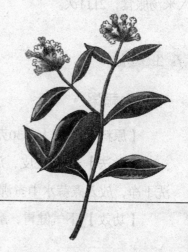

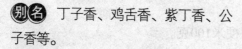

别名 丁子香、鸡舌香、紫丁香、公子香等。

性味 味辛，性温，无毒。

功效主治

温中降逆，温肾助阳，止霍乱壅胀，风毒诸肿，齿疳溃疡。主治胃寒呕吐，呃逆食少，腹痛腹泻，阳痿阴冷，寒湿带下，心腹冷痛，疝癖，疝气，癣症等。

应用指南

1.治暴心痛：用酒送服丁香末一钱。

2.治干霍乱痛（不吐不下）：用丁香十四枚研末，和入一升沸汤，顿服，如不愈，再服。

3.治小儿吐泻：用丁香、橘红各等份，炼蜜和成黄豆大的丸，米汤化下。

4.治小儿呕吐：取丁香、生半夏各一钱，姜汁浸一夜，晒干为末。再用姜汁打面，和成黍米大的块，根据小儿的大小用姜汤送下。

5.治婴儿吐乳：用少妇的乳汁一盏，加入丁香十枚，去白陈皮一钱，放在石器中煎后喂下。

6.治唇舌生疮：用布包丁香末放入口含。

7.治痈疽恶疮：用丁香末敷。

8.治妇人崩中：用丁香二两，酒二升，煎至一升，分次服下。

养生药膳

• 丁香粥 •

【原料】丁香5克，大米80克，生姜3片，红糖适量。

【做法】将丁香择洗干净，水煎取汁，去渣；大米淘洗干净，放入丁香汁中，待沸时调入红糖、姜片，煮至粥熟即成，每日1剂，连服3~5天。

【功效】温中降逆，温肾助阳，理气开窍。

杏仁
润肺，消食积，散滞气

释义 · 别名 · 性味 · 功效主治 · 应用指南 · 养生药膳

释义 杏很多地方都有生长。叶子是圆形而有尖，二月开红花。有很多种：甘而有沙者为沙杏；大如梨、黄如橘的为金杏；青而带黄者为奈杏等。

别名 甜梅。

性味 味甘、苦，性温、冷利，有小毒。

功效主治

咳嗽，气逆，咽喉肿痛，产乳金疮，寒心如奔豚。惊悸，心下烦热，风气往来，时令性头痛，解除肌劳，消除心口胀痛，杀拘毒，解锡毒，加天冬煎，润心肺。加酪作汤，润声音。除肺热，治上焦风躁，润大肠、治便秘。能消肿，杀寄生虫和各种疮疥，祛除头脸各种风气引起的水泡样小疙瘩。

应用指南

1.治咽喉肿痛和突然声哑：杏仁去皮熬黄三分，和桂末一分，研成泥，口含，咽汁。

2.治面生黑痣：杏仁烧黑研成膏，将黑痣擦破，每日用膏涂。

3.治白癜风：每日早上嚼烂十四枚杏仁，用来擦患处，使其变红。晚上睡觉再擦一次。

4.治瘫痪，半身不遂，失音不语：生吞杏仁七枚，不去皮尖，逐日加到四十九枚，周而复始。每次吃后，再喝竹叶上的露水。直到病愈。

5.治头面伤风，眼皮跳和歪嘴：杏仁研碎，加水煮后沐头，效果良好。

6.治破伤风，身体反复抽搐：杏仁杵碎，蒸令气馏，绞成汁服一大盏，同时擦些在疮上，效果良好。

7.治小便不通：杏仁十四枚，去皮尖，炒黄研细，和米饭吃。

8.治五劳七伤，一切虚损、咳嗽气逆等症：取杏仁一斗二升，和童子尿煮七次，加蜜四两拌匀，再加童子尿五升，放入碗内再蒸，取出杏仁后，日晒夜露数日，随时嚼食即愈。

9.治肠道有虫生疮，痛痒不一：杏仁杵成膏，常常敷搽。

养生药膳

· 杏仁薏米粥 ·

【原料】杏仁10克（去皮），薏米30克，冰糖适量。

【做法】将薏米洗净，用温水浸泡30分钟，捞出，置于沙锅中，加水适量，武火烧沸，转文火熬煮至半熟，放入杏仁，熬熟加入冰糖即可。每日1次。

【功效】祛湿，化痰，止咳。

枇杷

润肺燥，降火，治咳嗽，涤痰结

释义 · 别名 · 性味 · 功效主治 · 应用指南 · 养生药膳

释义 树高一丈多，枝叶茂盛，叶背面有黄毛，四季都不凋谢。隆冬开白花，到三四月结出像球一样的果，熟时颜色像黄杏，有小毛，皮肉很薄，核大像茅栗。无核者叫焦子，产自广州。

别名 芦橘、金丸、芦枝。

性味 味苦，性平，无毒。

功效主治

煮水喝，主治猝呃不止，下气，嚼叶咽下也可。治呕吐不止，妇女产后口干，还治渴疾、肺气热嗽及肺风疮、胸面上疮。能和胃降气，清热解暑毒，疗脚气。

应用指南

1.**治痔疮肿痛：**枇杷叶蜜炙，乌梅肉焙干为末。先以乌梅汤洗后用蜜叶贴之。

2.**治酒糟赤鼻：**鼻尖红肿成硬结，能挤出皮脂分泌物者，把枇杷叶、栀子仁等份研为末。每服二钱，温酒调下，一日三服。

养生药膳

· 百合枇杷藕羹 ·

【原料】枇杷20克，鲜百合25克，鲜藕10克，桂花少许。

【做法】枇杷洗净去核；藕洗净、切成片；与鲜百合加水同煮，熟时用淀粉勾芡成羹，食用时调入少许桂花即成。

【功效】清热润肺，生津止渴。

· 枇杷粥 ·

【原料】枇杷肉250克，粳米50克，冰糖适量。

【做法】以水煮冰糖，随后入淘干净的粳米，煮至粥熟放入已加工好的枇杷肉，加煮10分钟即成。

【功效】利水，化痰为本，减肥健脾。

川贝母
止咳消痰的药中之宝

释 义 · 别 名 · 性 味 · 功效主治 · 应用指南 · 养生药膳

释义 多年生草本，为百合科多年生草本植物暗紫贝母、棱沙贝母、卷叶贝母、甘肃贝母、康定贝母的鳞茎。主产于四川、青海、云南等地。鳞茎于每年夏秋采挖，晒干药用。

别名 叶贝母、尖贝母、尖贝、贝母。

性味 味苦、甘，性微寒。

功效主治

清热化痰，润肺止咳。主治虚劳咳嗽、心胸郁结、肺痈、肺痿、喉痹、乳痈、吐痰咯血。

本草纲目养生治病一本通

应用指南

1.**治小儿肺阴虚咳嗽**：川贝母一钱，冰糖适量，梨一个，将川贝母、冰糖置于去核梨中，文火炖煮后食用。

2.**治百日咳，肺虚症**：川贝一钱，鸡蛋一个，将川贝磨成粉，装入鸡蛋内，用湿纸封口，蒸熟食用，每次一个，早、晚各吃一次。

3.**治痰湿阻络型颈椎病**：川贝母、木瓜、陈皮、丝瓜络各二钱。将上药洗净，木瓜、陈皮、丝瓜络先煎，去渣取汁，加入川贝母（粉末）、冰糖，服用。

养生药膳

• 川贝母鹿茸梨汁 •

【原料】川贝母10克，雪梨1个，冰糖50克，鹿茸血末10克。

【做法】将梨去皮切片，与川贝母、鹿茸血末一同放入沙锅中，加适量清水，文火炖熟后，入冰糖待溶化，每天分3次将汁饮下，并食梨片。

【功效】清肺宁神，止咳化痰。

• 川贝母炖蜜糖 •

【原料】川贝母10克，蜂蜜340克。

【做法】把川贝母、蜜糖加滚水3/4杯搅匀，中火炖20分钟。

【功效】具有润肺止咳的功效，还可以治疗便秘。

知母
润肺滋阴，清肺泻火

释义 · 别名 · 性味 · 功效主治 · 应用指南 · 养生药膳

释义 形状似菖蒲而柔润，叶至难死，掘出以后，还可以随时再生，须干枯以后才不会再生。四月开花色青如韭花，八月结实，春秋季均可采收，除去地上部分和须根，洗净晒干。去皮切片，生用或盐炒用。

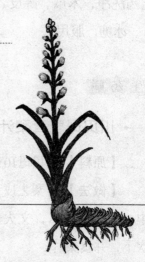

别名 连母、货母、地参、水参、苦心等。

性味 味苦，性寒，无毒。

功效主治

清热泻火，治肺热咳嗽。滋阴润燥，治阴虚咳嗽、阴虚火旺之消渴。本品苦寒质润，能上清肺热而泻火，下润肾燥而滋阴，中泻胃火而除烦渴。既能清热泻火以治实热，又能滋阴润燥以治虚热。所以可用于热病烦渴、肺热咳嗽、阴虚燥咳、骨蒸潮热及消渴等证。其滋阴降火、润燥滑肠之功效，可用于阴虚二便不利之症。

应用指南

1.治久近痰嗽：自胸膈下塞停饮，至于脏腑。用知母、贝母各一两为末，巴豆三十枚去油，研匀，每服一剂，用姜三片，二面蘸药，细嚼咽下，便睡，次早必泻一行，其嗽立止。壮人乃用之。

2.治妊娠子烦：因为服药而导致胎气不安，烦不得卧者，知母一两，洗焙为末，枣肉和丸弹子大。每服一丸，人参汤下。医者不识此病，作虚烦治，反损胎气。

3.治妊娠腹痛：未足月，却好像要临产一样，可用知母二两为末，蜜丸梧桐子大，每粥饮下二十丸。

4.治紫癜风疾：醋磨知母擦之，每日三次。

养生药膳

· 知母绿豆冬瓜汤 ·

【原料】知母15克，绿豆60克，冬瓜200克，盐、味精、香油各少许。

【做法】知母洗干净，沥干水分；绿豆洗净；冬瓜洗净去皮，切4厘米长的块；将绿豆、知母、冬瓜一同放入沙锅中，加入水适量，武火烧沸，转文火炖煮30分钟，加盐、味精调味，淋上香油，调匀即成。

【功效】清热，解毒，消肿。

柿霜

润心肺，散瘀血

释义 · 别名 · 性味 · 功效主治 · 应用指南 · 养生药膳

释义 白柿，就是干柿子霜。去皮捻扁，日晒夜露至干，放入瓮中，等到下白霜时才取出。现在人们叫它柿饼，也称柿脯，又叫柿花。它的霜叫做柿霜。

别名 柿饼、柿脯、柿花。

性味 味甘，性平、涩，无毒。

功效主治

补虚劳不足，消腹中瘀血，涩中厚肠，健脾胃气。能化痰止咳，治吐血，润心肺，疗慢性肺疾引起的心热咳嗽，润声喉，杀虫，温补。经常吃可去面斑。治反胃咯血，肛门闭急并便血，痔漏出血。霜，能清心去肺热，生津止渴，化痰平嗽，治咽喉口舌疮痛。

应用指南

1.治耳聋鼻塞：干柿三枚切细，加粳米三合，豆豉少许，煮粥，天天空腹吃。

2.治面长疮久烂不愈：用柿霜、柿蒂各等份烧研，敷上立即见效。

3.治面生黑点：天天吃干柿。

4.治小儿秋痢：用粳米煮粥，熟时加入干柿末，再煮二三沸后吃。乳母也吃。

5.治小便血淋：用三个干柿烧灰存性，研末，用陈饭送服。又方：用白柿、乌豆、盐花煎汤，滴入墨汁服下。

6.治小便热淋涩痛：干柿、灯心各等份，煎水喝，效果良好。

7.治脾虚泄痢，食不消化：干柿三斤，酥一斤，蜜半斤，用酥、蜜煎匀，放入干柿煮沸十余次，再用干燥的器皿贮藏起来。每天空腹吃三五枚，效果良好。

8.治咳出血丝血屑：用青州出产的大柿饼，在饭上蒸熟后扳开。每次将一枚柿饼掺青黛一钱，临睡时吃下。

9.治妇女产后气乱心烦：用干柿切碎，加水煮成汁后小口小口地喝。

养生药膳

• 柿霜粥 •

【原料】柿霜10克，柿饼1个，大米100克，冰糖适量。

【做法】将柿饼去蒂，切成小粒；大米淘洗干净，放入锅中，加适量清水，熬煮成粥，加入柿霜、柿饼粒、冰糖拌匀，待冰糖溶解后，即可食用。

【功效】化痰止咳，润肺清咽。

百合
秋季季节性疾病的防火墙

释义 • 别名 • 性味 • 功效主治 • 应用指南 • 养生药膳

释义 百合只有一茎向上，花、叶、根向四方伸长。百合三月生苗，高二三尺，茎粗如箭，四周长叶形状如鸡距，又似柳叶，青色，近茎处微紫，茎端碧白。百合花有二种：一种五六月时，茎端开出大白花，花瓣有五寸长，花有六瓣，红蕊向四周垂下。一种开红花，叶子细长像柳叶，叫做山丹。

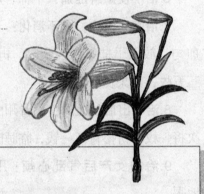

别名 强瞿、番韭、倒仙、仙丹。

性味 味甘，性平，无毒。

功效主治

邪气所致的心痛腹胀，利二便，补中益气。除水肿胪胀，胸腹间积热胀满、阻塞不畅、全身疼痛、乳难和咽喉肿痛，止涕泪。辟百邪鬼魅，涕泣不止；除膈部胀痛，治脚气热咳。还可安心、定神，益志，养五脏，治癫邪狂叫惊悸，产后大出血引起的血晕，杀血吸虫，胁痛、乳痛发背的各种疮肿。温肺止嗽。如心下急黄，宜将百合同蜜蒸食。

应用指南

1.**治天泡湿疮**：将百合花暴晒干后研成末，和入菜油，可涂在因天气引起的小儿湿疮。生百合籽捣烂涂搽，一二日即安。

2.**治肺病吐血**：将新鲜的百合籽捣成汁，和水饮或煮食。

3.**治肠风下血**：加酒炒百合至微红，研成末用汤服。

4.**治支气管扩张**：百合、蛤粉各一两，白及二两，百部六钱，共为细末，炼蜜为丸，每次1丸（约6克），每日3次。

养生药膳

• 百合猪肉汤 •

【原料】百合50克，猪瘦肉200克，盐少许。

【做法】百合泡发；瘦猪肉切成小块，一同放入沙锅中，加适量清水，文火慢炖至肉熟烂，加盐调味即成，顿服。

【功效】清热润肺，养血安神。治疗神经衰弱、肺结核引起的低热、干咳、气促等症。

• 百合金菊茶 •

【原料】干百合2朵，菊花3朵，绿茶1克，金银花0.5克，薄荷0.5克。

【做法】所有原料混合后用沸水冲泡5分钟。代茶饮，每日一剂。

【功效】清肝明目、利咽消肿，适用于内热、咽喉肿痛、肝热目赤等。

麦冬

养阴润肺，养胃生津

释义 · 别名 · 性味 · 功效主治 · 应用指南 · 养生药膳

释义 多年生常绿草本，高15～40厘米。地下具细长匍匐枝。须根顶端或其一部分膨大成肉质的块根。叶多数丛生，窄线形，长15～40厘米，宽0.1～0.4厘米。花茎从叶丛间抽出，上部生多数淡紫色花。浆果球形，蓝黑色。夏季切取带须的块根，洗净晒3～4天，堆1～2天（上盖草包或麻袋），再晒，反复几次，晒至全干，除去须根。

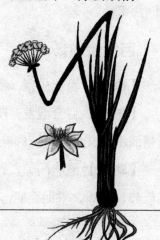

别名 麦门冬、寸冬、韭叶麦冬、沿阶草、野麦冬、野韭菜。

性味 味甘、微苦，性微寒。

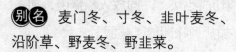

功效主治

养阴润肺，养胃生津，清心除烦，润肠通便。用治阴虚肺燥、咳嗽痰黏、心烦失眠、津伤舌红、内热消渴、肠燥便秘、咽白喉。

应用指南

1.**治百日咳：**麦冬、天冬各四钱，鲜竹叶二钱，百合三钱，水煎服。

2.**治阴虚燥咳、咯血等：**麦冬、天冬、川贝各二钱，沙参、生地各三钱，水煎服。

3.**治热病心烦不安：**麦冬、栀子、竹叶各二钱，生地三钱，莲子心一钱，水煎服。

4.**治阴虚内热、津少口渴：**麦冬、石斛各二钱，玉竹、生地各三钱，水煎服。

养生药膳

• 麦冬甘草粥 •

【原料】麦冬5克，甘草2克，大米100克。

【做法】将麦冬、甘草洗净，装入干净的纱布包中，封口，水煎取汁，加大米煮粥即成。每日1剂。

【功效】润肺清心，泻热除烦，化痰行水。

• 麦冬粟米粥 •

【原料】麦冬15克，鲜竹叶10克，粟米100克。

【做法】麦冬、竹叶煎水取汁，粟米加水煮至半熟时加入前汁，再煮至粥熟。

【功效】养阴清心，养肠胃。用于心热烦闷，口渴，舌红少津。

沙参
千万不能用错的补阴药

释义 • 别名 • 性味 • 功效主治 • 应用指南 • 养生药膳

释义 李时珍说："人参甘、温，其体重实，专补脾胃元气，因而益肺、肾，适宜内伤元气者。沙参甘淡而寒，其体轻虚，专补肺气，因而益脾、肾，故适宜金能受火克者。一个补阳而生阴，一个补阳而制阴，不可不区分。"

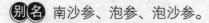

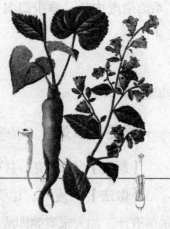

别名 南沙参、泡参、泡沙参。

性味 性微寒、味苦、无毒。

功效主治

血积惊气，除寒热，补中，益肺气。治疗胃痹心腹痛，结热邪气头痛，皮间邪热，安五脏。补虚，止惊烦，益心肺，并一切恶疮疥癣及身痒，排脓，消肿毒，清肺火，治久咳肺痿。

应用指南

1.治肺热咳嗽：沙参半两。水煎服之。

2.治疝气，小腹及阴中相引痛如绞，自汗出，欲死者：将沙参捣筛为末，酒服方寸匕，立瘥。

3.治妇女带下病，多因七情内伤或下元虚冷所致：将沙参研为末，每服二钱，米饮调下。

养生药膳

· 沙参泥鳅汤 ·

【原料】沙参20克，大枣3颗，黄芪10克，泥鳅200克，猪瘦肉100克，植物油、盐各适量。

【做法】将泥鳅解剖、洗净，用沸水焯烫，去除黏液；锅中倒入植物油，将泥鳅煎至金黄色，捞出，备用；将沙参、黄芪洗净；大枣泡发；猪瘦肉洗净，切片；将上述准备好的食材一同放入沙锅中，加适量清水，煮沸，转文火煲2小时，加盐调味即成。

【功效】养阴润肺，清热止咳，补中益气，益肾助阳。

· 沙参玉竹百合银耳汤 ·

【原料】沙参1段，百合、玉竹数片，银耳2朵，蜜枣2颗，瘦肉、食盐各适量。

【做法】首先将沙参、玉竹洗净，然后再将百合、银耳洗净；再将百合、银耳放入水中浸泡10分钟（直到泡发）；然后将瘦肉与沙参、玉竹、百合、银耳一同放锅中；煲2个小时左右；最后起锅，注意起锅后再加盐调味。

【功效】养阴润肺，益胃生津。

李子
清肝除热，消肿除热

释义 · 别名 · 性味 · 功效主治 · 应用指南 · 养生药膳

释义 李时珍说："李，绿叶白花，树能生长数年，有近百个品种。京口有麦李，小而肥甜，核不入药。姑苏有南居李，还有绿李、黄李、紫李、干李、水李都甘美好吃。山上的野李味道苦，但它的核仁能作药用。在水中不下沉的李有毒，食之害人，不能吃。"

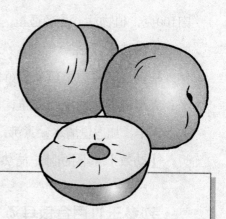

别名 嘉庆子。

性味 味苦、酸，性温，无毒。

功效主治

生津止渴，清肝除热，利水。主治阴虚内热、骨蒸痨热、消渴引饮、肝胆湿热、腹水，小便不利等症，还可利小肠，下水气，除水肿，治面上黑斑。摔跌引起的筋折骨伤，骨痛瘀血。肝病患者宜于食用。晒干后吃，去痼热，调中。不能经常吃，会使人发热。喝水前吃李会使人发痰疟。不能与麻雀肉同时吃。合蜜吃会损五脏。

应用指南

1.**治女子面黑干**：李核去皮研细，用鸡蛋白调整和如糖稀涂面。次日，用浆水洗净之后涂上糊粉。五六天即可有效。忌风吹。

2.**治牙痛**：取李子适量，水煎后，含漱。

3.**治肝经虚热，骨蒸劳热**：李子一斤，去核捣碎，绞汁，加蜂蜜少许调服。

养生药膳

• 李子蜜汁 •

【原料】大李子2～3枚，蜂蜜适量。

【做法】将李子洗净，切开去核，放入榨汁机中，打碎，倒入锅中，加少量凉开水，调入蜂蜜，文火熬煮至沸，边煮边搅拌即成。

【功效】利水消肿，清肝除热，生津止渴。

• 鲜李汁 •

【原料】李子100克，蜂蜜少许。

【做法】将李子洗净后，去核捣碎，绞取汁液，加蜂蜜便可服用。

【功效】既能清肝经虚热，又能养胃阴、生津液。用于胃阴不足。此外，也可用于人气阴不足不适应夏令炎热。

香附
疏肝理气，调经止痛

释义 · 别名 · 性味 · 功效主治 · 应用指南 · 养生药膳

释义 多年生草本，高15～50厘米。根茎横生，细长，末端生灰黑色、椭圆形、具有香气的块茎，即是香附。茎直立，上部三棱形，叶基部丛生，线形，基部抱茎，全缘，具平行脉。花生于茎顶，红褐色，花下有4～6片苞叶。果实长三棱形，成熟时灰黑色，外有褐色毛。春、秋、冬挖块根，用火燎去须根，晒干。

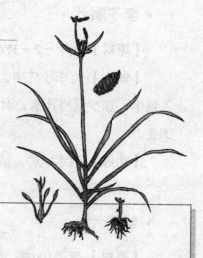

别名 回头青、三棱草、香附子、旱三棱、莎草。

性味 味辛、微苦，性平。

功效主治

疏肝理气，调经止痛。主治肝郁气滞、脘腹胀痛、消化不良、寒疝腹痛、乳房胀痛、月经不调、经闭痛经。

应用指南

1.治继发性闭经：香附二钱，当归三钱，益母草半两，黄芪二钱。将上药用水煎服，每日1剂。

2.治气滞血瘀、妇女闭经：当归、熟地、益母草各三钱，香附、白芍、红花、茯苓、白术、川芎、柴胡、泽兰、郁金各二钱，甘草一钱。将上述药材合煎3次后合并药液，每日1剂，分早、中、晚3次内服。

3.治偏正头痛：川芎二两，香附子（炒）四两。将上药烘干研磨为末，以茶调服，即可缓解。

4.治经血不止：白芍药、香附子、熟艾叶各一钱半，水煎服之。

5.治妇女血气刺痛，胃痛，腰腹背痛：用荔枝核烧存性，取半两，香附子炒一两，研成末，每次服二钱，用盐汤，米汤调服均可。

养生药膳

• 玫瑰香附茶 •

【原料】玫瑰花5克，香附10克，冰糖适量。

【做法】香附洗净，沥干水分；玫瑰花剥开花瓣，洗净，沥干水分；将香附放入沙锅中，加适量清水，水煎成汁，去渣；玫瑰花放入茶杯中，冲入香附汤汁，加盖闷5～10分钟，加入冰糖调匀，即可饮用。

【功效】调经止痛，理气解郁，养肝散瘀。

芍药

清肝泄火、祛湿热的良药

释义 • 别名 • 性味 • 功效主治 • 应用指南 • 养生药膳

释义 四五月长叶，茎细而丛生，其叶很香，七八月开碎白花，极瘦而坚硬，为黄黑色。秋季采挖，除去芦头、须根，刮去粗皮，晒干。切片，生用或炒用。

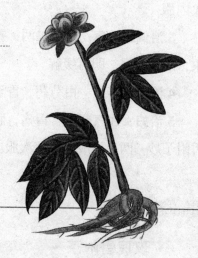

别名 将离、犁食、白木、余容等。

性味 味苦，性平，无毒。

功效主治

　　清热凉血，热入营血，治血热妄行，痈肿疮毒；祛瘀止痛，治经闭痛经，损伤瘀血；清肝泄火，治肝热目赤，肝郁胁痛。本品苦寒主入肝经，善走血分，功效主治与丹皮相似，它的清热凉血之功较丹皮为弱，而活血散瘀则甚之，且能清肝泄火。所以可用治热入营血，斑疹吐衄，经闭痛经，跌打损伤，痈肿疮疡，以及肝郁化火，目赤胁痛。总之，凡血热、血瘀、肝火所致诸证，均可用之。

应用指南

1.治腹中虚痛：白芍药三钱，炙甘草一钱，夏月带黄芩五分，恶寒加肉桂一钱，冬月大寒再加肉桂一钱，水二盏，煎一半，温服。

2.治风毒骨痛：芍药二分，虎骨一两，炙为末，夹绢袋盛，酒三升，渍五日，每服三合，日三服。

3.治小便五淋：赤芍药一两，槟榔一个，面裹煨，为末。每服一钱，水一盏，煎七分，空腹服。

4.治经水不止：白芍药、香附子、熟艾叶各一钱半，水煎服之。

养生药膳

● 芍药粥 ●

【原料】芍药6克，粳米50克，白糖少许。

【做法】芍药水煎成汁；粳米洗净，放入锅中，加入芍药汤汁，熬煮成粥，加入白糖调味即成。

【功效】清肝泻火，养血调经。

芍药甘草汤

【原料】芍药30克，甘草10克，白糖30克。

【做法】将甘草、芍药润透切片；放入锅内，加水1000毫升。将锅置中火上，煎煮20分钟，滤去渣，在药汁内加入白糖拌匀即成。代茶饮用。

【功效】温补中阳。

沙仁
温暖肝肾，止血消肿

（释 义）·（别 名）·（性 味）·（功效主治）·（应用指南）·（养生药膳）

释义 沙仁生西海及西戎、波斯诸国。苗茎高如高良姜，高三四尺，叶子青色，长八九寸，宽半寸。三四月开花，开在根下，五六月成实，五七十枚作一穗，皮紧厚而皱，外面生有细刺，黄赤色。皮内细子一团，四十多粒，外面呈微黑色，里面白而香，像白豆蔻仁。七八月采，是味道辛香的调味品。

别名 缩沙密。

性味 味辛、涩，性温，无毒。

功效主治

虚痨冷泻，积食不消化。治各种痢疾，腹中虚痛下气，温暖肝肾。也治咳嗽、癫痫抽搐，霍乱转筋，止痛保胎。治脾胃中气结滞不散，补肺醒脾，养胃益肾，理元气，和中焦，驱散寒饮胀痛，呕吐。止阴道出血，除咽喉口齿浮热，化铜、铁、骨鲠。还能发出酒香味。

应用指南

1.治大便泻血：沙仁为末，米饮热服二钱，治愈为止。

2.治全身肿胀：沙仁、土狗各一个，等份，同研细为末，和老酒服下。

3.治妊娠胎动：由于偶然碰到，或者跌跤，动了胎气，孕妇痛不可忍，可把沙仁放在铜勺中炒脆为末，每次用温酒送服二钱，一会儿便感觉腹中的胎儿安定下来了。

4.治鱼骨鲠：沙仁、甘草等份为末，用布包起来含在口中，随唾沫咽下去，一会儿鱼骨头就会随痰吐出来。

5.治误吞诸物，金、银、铜钱等不化的物品：喝浓煎的沙仁汤，误食之物就会下去了。

养生药膳

· 沙仁鲫鱼羹 ·

【原料】沙仁15克，鲫鱼1～2条，盐、姜片、葱末各少许。

【做法】将鲫鱼洗净血水，与沙仁、姜片一同放入锅中，加适量清水煮沸，转文火慢炖30分钟，加入葱末，以盐调味即成。

【功效】温中化湿，温暖肝肾，调和脾胃。

芹菜 清热平肝，凉血降压

释义 · 别名 · 性味 · 功效主治 · 应用指南 · 养生药膳

释义 芹菜有水芹、旱芹两类。水芹生在沼泽的边上；旱芹则生在陆地，有红、白两种。一般二月长出幼苗，它的叶子成对生长。它的茎上有棱，中间是空的，气味芬芳。五月开出细小的白花，它是对人的身体有益的菜。水芹生在阴暗潮湿的地方，吃起来不如旱芹，旱地种的白芹，都有虫在叶中，吃了这种芹菜的叶子会让人生病。

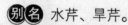

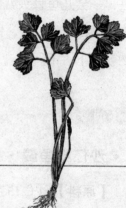

别名 水芹、旱芹。

性味 味甘，性平，无毒。

功效主治

女子大出血，且有止血养精、保养血脉、强身补气的功效。令人身体健壮，食欲增强。饮它的汁后，小儿可以去除暴热，大人可治酒后鼻塞及身体发热，又可祛头中风热，利口齿和滑润大小肠。同时还可解烦闷口渴，妇科出血及白带增多和罗勒痛症、五种黄疸病。芹菜和醋一起调和吃，不损牙齿。腹有包块的人不能吃。

应用指南

1.**治血丝虫病**：芹菜茎适量，水一碗煮沸，加适量白糖，每日早晚各服1次；或用芹菜茎同茶泡服，慢性患者可连服10～20天。

2.**治高血压、急性黄疸型肝炎、膀胱炎**：鲜芹菜半斤，红枣10颗，炖汤分次服用。

3.**治产后腹痛**：干芹菜五钱，水煎加红糖和米酒适量调匀，空腹徐徐饮服。

4.**治糖尿病**：鲜芹菜一斤，洗净捣汁，每日分3次分服，连服数日。

5.**治头痛**：芹菜茎适量洗净捣烂，炒鸡蛋食用，每日2次。

6.**治肺结核咳嗽**：芹菜茎六钱，洗净切碎，蜜水炒食用，每日3次。

7.**治中风后遗症、血尿**：鲜芹菜洗净捣汁，每次5汤匙，每日3次，连服7天。

养生药膳

● 蜂蜜芹菜汁 ●

【原料】鲜芹菜60克，蜂蜜适量。

【做法】将芹菜洗净放入榨汁机中，榨取汁液，以此汁加入等量的蜂蜜，加热搅匀即成。每日3次，每次40毫升。

【功效】清热平肝，祛风利湿。

莲藕
补中养心、除百病的滋补佳珍

释义 · 别名 · 性味 · 功效主治 · 应用指南 · 养生药膳

释义 莲藕生水中，其叶叫荷，其实为莲，其根为藕。清明后抽茎长叶，六七月开花，花有红、白、粉红三色。花心有黄须，蕊长一寸多。须内的就是莲实。花褪后，莲芒成莲子。

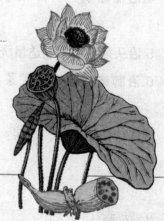

别名 芙蕖。

性味 味甘、涩，性平，无毒。

功效主治

补中养神，除百病。常服，轻身耐老，延年益寿。补益十二经脉血气，平体内阳热过盛、火旺。交心肾，厚肠胃，固精气，强筋骨，补虚损，利耳目，并除寒湿，止脾泄久痢，女子非经期出血过多等症。生食过多，微动气。捣碎和米煮粥饭食，令人强健，蒸食也好。大便燥涩的人不能吃。莲是益脾之果。

应用指南

1.**治妇女产后心烦意乱，血气上冲，口干腹痛**：用生藕汁三升，饮之。或藕汁、生地黄汁、童子小便等份，煎服。

2.**治脚冻胀裂**：蒸熟的藕捣烂敷患处。

3.**治吐血（双荷散）**：用藕节、荷蒂各七个，加少量的蜜捣烂，用水二盅，煎至八分，去掉滓后温服。

4.**治鼻出血不止**：用藕节捣出汁服下，并滴入鼻孔。

养生药膳

· 莲藕排骨汤 ·

【原料】排骨750克，新鲜莲藕2段，盐、花椒、姜片、黄酒各适量。

【做法】将排骨洗净切段，沸水焯煮一下，捞出，沥干水分，备用；莲藕洗净去皮，切小块；将排骨、莲藕块、花椒、姜片一同放入沙锅中，加清水适量，武火煮滚后改文火煲2小时左右，肉熟烂后汤浓时，加少许盐调味即可。

【功效】补血养颜，补气升血，清热消痰，安神益肾。

· 栗子莲藕汤 ·

【原料】莲藕750克，栗子20枚，葡萄干、糖或盐适量。

【做法】将莲藕表面洗净，用刀切除藕节，刮去藕皮后，切成片状。栗子去壳、去膜后备用。将莲藕、栗子与水入煲，放到炉火上加热至沸后，改中火煲40分钟。加入葡萄干，再煲5分钟，加入调料即可（喜甜的可放糖，或者加入盐来调味）。

【功效】通便止泻、健脾开胃。

苦参
既可清热，又可护心的良药

释义 • 别名 • 性味 • 功效主治 • 应用指南 • 养生药膳

释义 苦参为豆科植物苦参的根，生长于海拔1500米的地区，多生在山坡、沙地、草坡、灌木林中及田野附近，多为野生植被。苦参为落叶半灌木，高1.5～3米。根圆柱状，外皮黄白色。种子3～7颗，近球形，黑色。于每年5～7月开花，成熟于7～9月。采摘后晒干入药，以条匀、断面黄白、味极苦者为佳。

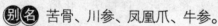

别名 苦骨、川参、凤凰爪、牛参。

性味 味苦，性寒。

功效主治

养心护心，清热燥湿。主治热痢，便血，黄疸尿闭，赤白带下，阴肿阴痒，湿疹，湿疮，皮肤瘙痒，疥癣麻风；外治滴虫性阴道炎。苦参中含有的苦参碱对心脏疾病有一定治疗作用，可治疗心律失常、心肌炎、心脏病等病症。

应用指南

1.治婴儿湿疹：茵陈、丹参、败酱草各30克，苦参25克，黄柏、通草各15克。将上药水煎3次后合并药液（约200毫升），取其中100毫升分3次口服；余液外洗患部，每日2~3次，每日1剂。

2.治妇科带下瘙痒、湿热泻痢、黄疸尿赤、便血：取苦参适量，水煎成汁，加入热水，坐浴，每日2次，每次30分钟。

3.治心律不齐、病毒性心肌炎：将苦参一两水煎成汁，去渣，对入适量热水，水温适宜后，足浴，每日1次，每次30分钟。

4.治牙痛，齿缝出血：取苦参一两，枯矾一钱，共研为末，取适量涂抹患处，每日3次。

养生药膳

• 苦参鸡蛋汤 •

【原料】鸡蛋1个，苦参10克。

【做法】将苦参水煎成汁，然后将鸡蛋打碎搅匀，用煮沸的药汁冲鸡蛋，趁热服用。

【功效】清热泻火，安神定志，养心护心，心血管疾病的患者可常饮。

• 苦参红糖鸡蛋 •

【原料】鸡蛋100克，苦参60克，赤沙糖60克。

【做法】 先将苦参浓煎取汁去渣；将鸡蛋去壳、打散及红糖，煮熟即可。

【功效】养心护心，清热燥湿。

檀香
开窍解郁的佛家圣品

释义 · 别名 · 性味 · 功效主治 · 应用指南 · 养生药膳

释义 檀香有数种，有黄、白、紫三种。它的树木都坚硬清香，树、叶都似荔枝，皮青色而滑泽。其中皮厚而发黄的为黄檀；皮洁而色白的为白檀；皮紫的为紫檀。其中木质以白檀为佳，黄檀最香，紫檀性坚，新的呈红色，旧的呈紫色。新的用水浸泡后的红水可用来染物。真的揩壁上显出紫色，所以叫它为紫檀。

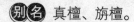

别名 真檀、旃檀。

性味 味辛，性温，无毒。

功效主治

行心温中，清凉开窍，收敛强心。外敷可以消炎去肿，滋润肌肤；熏烧可杀菌消毒，驱瘟辟疫。主治胆汁病，膀胱炎、淋病，以及腹痛、发热、呕吐等病症。煎服后，可止心腹痛，霍乱肾气痛。磨水，可涂外肾及腰肾痛处。散冷气，引胃气上升，噎膈吐食。对龟裂、富贵手、黑斑、蚊虫咬伤等症特别有效，如面生黑子，可每夜用浆水洗拭令赤，再磨汁涂。

应用指南

1.**调息、通鼻、开窍、调和身心**：取檀香适量，放入香炉中，点燃，熏香即可。

2.**治金疮，止痛、止血、生肌**：取紫檀适量，研为末，敷于患处即可。

3.**治卒毒肿起，急痛**：取紫檀适量，以醋磨敷上，即可缓解。

养生药膳

• 檀香红花茶 •

【原料】白檀香2克，红花5克。

【做法】将上述药材放入茶杯中，冲入适量沸水，加盖闷10～15分钟，即可代茶饮用，每日1剂，可反复冲泡3～5次。

【功效】行心温中，清凉开窍，收敛强心，心血管疾病患者可常饮。

• 橘皮醒酒汤 •

【原料】陈皮、橙皮500克，檀香200克，葛花、绿豆花各250克，白豆蔻、人参各100克。盐适量。

【做法】香橙皮、陈橘皮、檀香、葛花、绿豆花、人参、白豆蔻仁、食盐共研磨成末；拌匀装入瓷罐中备用。

【功效】酒醉不解，呕逆吞酸。适用治酒醉及消化不良等。

五味子

五味俱全，补养五脏

释义 · 别名 · 性味 · 功效主治 · 应用指南 · 养生药膳

释义 初春生苗，红蔓沿乔木而生，叶尖而圆三四月份开花，七月结实，因其皮肉甘酸核辛苦成，故称五味子。秋季果实成熟时采摘，晒干或蒸后晒干，去除梗及杂质，生用或经醋、蜜拌蒸晒干用。

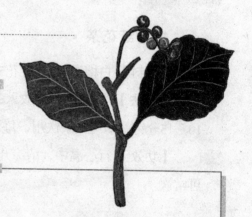

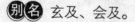

别名 玄及、会及。

性味 味酸，性温，无毒。

功 效 主 治

收敛固涩，益气生津，补肾宁心。主治久嗽虚喘，梦遗滑精，遗尿尿频，久泻不止，自汗、盗汗，津伤口渴，内热消渴，心悸失眠。益气，咳逆上气，劳伤羸瘦，补不足，强阴，益男子精。养五脏，除热，生阴中肌。治中下气，止呕逆，补虚劳，令人体悦泽，明目，暖水脏，壮筋骨治风消食，反胃霍乱转筋，疝癖奔豚冷气，消水肿心腹气肿，止渴，除烦热，解酒毒。生津止渴，治泻痢，补元气不足，收耗散之气，瞳子散大，治喘咳燥嗽，壮水镇阳。

应用指南

1.治久咳肺胀：五味子二两，粟壳（白饧炒过）半两，为末，白饧丸弹子大。每服一丸，水煎服。

2.治久咳不止：用五味子五钱，甘草一钱半，五倍子、风化消各二钱。为末，干噙。

3.治阳事不起：新五味子一斤，为末，酒服方寸匕，日三服，忌猪鱼蒜醋，尽一剂，即得力。四时勿绝，药功能知。

养生药膳

· 五味子爆羊腰 ·

【原料】羊腰子2个，五味子5克，杜仲10克，水淀粉、酱油、葱末、姜末、料酒、盐各适量。

【做法】将五味子、杜仲冲洗干净，放入锅中，加适量清水，水煎40分钟，成汁后去除浮渣，加热熬成稠汁；羊腰子洗净，去除筋膜和臊线，切成小块的腰花，用水淀粉裹匀；锅中烧热油，放入腰花爆炒，熟嫩后，加入酱油、葱末、姜末、料酒、盐，炒匀，加入五味子杜仲汁，熬煮至沸后，即可盛出食用。

【功效】补肝益肾，固精壮阳，强腰益胃。

肉桂 补益五脏，散寒止痛

释义 · 别名 · 性味 · 功效主治 · 应用指南 · 养生药膳

释义 肉桂为樟科植物肉桂的干燥枝皮或干皮。主产于广东、广西、云南等地。通常于春、夏二季采收，除去叶，晒干或阴干，或切片晒干。

别名 桂皮、大桂、玉桂、桂通、黄摇桂。

性味 味辛、甘，性温。

功效主治

温经通阳，解表发汗，补火助阳，发散淤滞于五脏中的寒气。主治外感风寒所致的头痛、发热、恶寒以及风湿痹痛等症，对阳痿、宫冷、心腹冷痛、虚寒吐泻、经闭、痛经等症也有一定的治疗作用，可温经通脉，散寒止痛。

应用指南

1.**治心痛，胸闷**：桂心半两，研为末，以酒调和，水煎至半碗，去渣，稍热服。

2.**治体寒腰痛，六脉弦紧，口舌青，阴囊缩，身战栗**：肉桂三钱，附子四钱，杜仲二钱，水煎成汁，热服。

3.**治小儿下痢赤白，腹痛不可食**：肉桂、黄连各等份，共研为末，调成白糊，炼制小丸，如黄豆大，每次10丸，米汤送服。

4.**治风寒客表、水饮内停、恶寒发热、气喘咳嗽而头面四肢水肿、身体疼痛**：肉桂皮、甘草各一钱，麻黄、芍药、半夏各二钱，五味子、细辛、干姜各三分，将上药用水煎服。

养生药膳

• 人参肉桂炖乳鸽 •

【原料】肉桂5克，人参40克，乳鸽1只，姜片、盐、鸡精各少许。

【做法】将乳鸽洗净，斩小块；人参、肉桂洗净；将上述食材一同放入沙锅中，加入适量清水，武火煮沸后转文火，煲炖约1小时，乳鸽熟烂后，加入少许盐、鸡精调味即成。

【功效】温经通阳，散寒止痛，温补五脏。

花椒
厨房里的芳香之宝

释义 · 别名 · 性味 · 功效主治 · 应用指南 · 养生药膳

释义 树像茱萸而有棘刺，叶子坚挺而滑泽，且有辛香味。初秋生花，秋末结实，九至十月采收。实生时青色，熟时呈红色，实内生子。

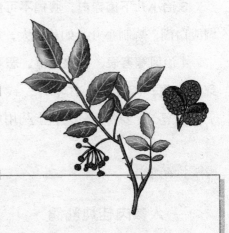

别名 大椒、秦椒。

性味 味辛，性温，有毒。

功效主治

　　除风邪气，温中，祛寒气引起的肢体酸痛，坚齿发，聪耳明目、轻身，使人肌肤润泽，精力旺盛，不易衰老，经常服用可轻身，使肤色细润，耐老增寿通神。治疗咽喉肿痛，呕吐肠阻。散瘀血，治产后腹痛。发汗，利五脏，可以治愈咳嗽，治风湿病。治恶风遍身、四肢麻痹、口齿水肿摇动、月经不调，产后血痢、慢性腹泻，治腹中冷痛、生毛发、散瘀痕，能消肿除湿。

应用指南

1.**治口疮不愈**：用秦椒水洗后面拌，再煮成粥，空腹吞食，吃饭压下。重症再服，治愈为止。

2.**治牙疼痛**：用醋煎花椒含嗽。

3.**治虫牙痛**：用鱼腥草、花椒、菜籽油各等份，捣匀，加入泥少许，做成豆子大的小丸。随左右牙痛塞入相应的耳内，两边轮换，不可一起用，恐闭耳气。塞一日一夜，取出看如有细虫，就有效。

4.**治破伤风病**：用蟾二两半，切剁如泥，加入花椒一两，同酒炒熟，再加入酒二两半，温热服下，少顷通身出汗，效果很好。

5.**治妇女阴痒**：将花椒、蛇床子各一两，藜芦半两，陈茶一撮，炒过的盐二两，加水煎煮，微温熏洗患处。

6.**治腹痛难忍，血瘀**：将花椒半钱，干姜一钱，香附三钱，水煎服，每日两次。

养生药膳

• 山药炖鸡 •

【原料】母鸡1只，山药100克，黄芪20克，花椒10粒，盐、姜片、葱末、味精各少许。

【做法】母鸡宰杀洗净，浸泡在清水之中，漂尽血水，放入沙锅中，加水至淹没鸡肉；山药去皮洗净，切片，与黄芪、花椒、姜片一同放入沙锅中，武火烧沸，加入盐、鸡精调匀，转文火炖至鸡肉熟烂，起锅后拣去黄芪即可食用。

【功效】益气调经，理气开窍，健脾开胃。

附子

回阳救逆第一品

释 义 · 别 名 · 性 味 · 功效主治 · 应用指南 · 养生药膳

释义 苗高三四尺，茎为四棱，叶像艾叶，紫青色的花是穗状的。果实细小如桑葚，呈黑色。一般认为，春天采摘的叫乌头，而冬天采摘的为附子。

别名 乌头。

性味 味辛，性温，有大毒。

功效主治

回阳救逆亡阳；补火助阳肾阳虚，脾肾阳虚，阳虚水肿，阳虚外感；散寒止痛寒湿痹痛。大辛大热，为纯阳燥烈之品，其性善走，功能峻补下焦之元阳，而逐在里之寒湿；又可外达皮毛，而散在表之风寒。用治亡阳欲脱、脉微欲绝者，可以回阳复脉；用治肾阳不足、阳痿滑精、腰膝冷弱者，可以补火壮阳；用治阴寒内盛、脘腹冷痛、呕吐泄泻、痰饮水肿尿少者，可以温里散寒而逐冷湿；用治风寒湿痹而致恶寒发热脉沉者，可以助阳发表。此外，与补益药同用，可治一切内伤不足、阳气衰弱之症。"果有真寒，无所不治"。

应用指南

1.**治十指疼痛**：感到麻木不仁者，生附子去皮脐，木香等份，生姜五片，水煎温服。

2.**治头风斧劈**：头疼难忍，川乌头末烧烟熏碗内，温茶泡服之。

3.**治小便虚闭**：附子一个，炮去皮脐，盐水浸良久，泽泻一两，每服四钱，水一盏半，灯心半茎，煎服即愈。

4.**治经水不调**：熟附子去皮，当归等份，每服三钱，水煎服。

5.**治小便白浊**：熟附子为末，每服二钱，姜三片，水一盏，煎六分，温服。

养生药膳

● 附子熟地甲鱼汤 ●

【原料】 甲鱼一只，附子15克，熟地黄10克，山药20克，枸杞10克，当归20克，肉桂5克，盐、味精、胡椒粉、姜片、料酒、鸡汁各适量。

【做法】 将附子、熟地黄、山药、枸杞、当归、肉桂冲净，放入干净纱布包里，扎紧口；将甲鱼宰杀后，去头、尾及肠杂，洗净血水，放入沙锅中，放入中药包，加适量清水，放入姜片，武火煮沸后转文火，煲炖约1小时，加入盐、味精、料酒、鸡油、胡椒粉调味即成。

【功效】 补肾壮阳，填精健脾，温补五脏。

枸杞

药食两用的进补佳品

释义 · 别名 · 性味 · 功效主治 · 应用指南 · 养生药膳

释义 春天生苗，叶如石榴叶而且软薄可以食，其茎干高三五尺，丛生，六七月开小红紫花，结红色长形小果。

别名 地骨，枸棘，甜菜。

性味 味苦，性寒，无毒。

功效主治

有壮筋骨、耐老、除风、去虚劳、补精气的作用。主治心病咽干心痛，渴而引饮，肾病消中。又滋肾润肺。它的子榨油点灯，有聪耳明目、轻身，使人肌肤润泽，精力旺盛，不易衰老作用。五脏内的邪气，热中消渴，风痹及风湿证。久服坚筋骨，轻身不老，耐寒暑。另可下胸胁气，治寒热头痛，补内伤大劳嘘吸，滋阴，利大小肠。补精气诸种不足，养颜色，肌肤变白，聪耳明目、安神轻身，使人肌肤润泽，精力旺盛，不易衰老、安神，令人长寿。另外，将枸杞捣细拌在面食里煮熟了吃，去肾风，益精气，治疗各种慢性疾病，如结核引起的消渴症状及风湿痹证。又坚硬筋骨，凉血，可治在表气不固定的风邪，泻肾火，降肺中伏火，去胞中火，有退热、补元气的作用。可治肺热吐血，煎汤漱口，止牙齿流血和治骨槽风。另外治金疮非常灵验，可去下焦肝肾虚热。

应用指南

1.**治虚劳，退虚热，轻身益气，令一切痈疽永不再发：**用枸杞十斤，春、夏用茎叶，秋、冬则用根及果实，用一石水，煮至五斗五升时，用渣再煮取一斗五升，澄清去掉渣，再煎取至一斗，入锅煎熬如饧，收藏起来，每天早晨用酒服一合。

2.**治肝虚下泪：**枸杞二升，绢袋盛，浸泡在一斗酒中，密封存三至七日，饮之。

3.**补虚去劳，益颜色：**饮枸杞酒，用生枸杞子五升捣破，绢袋装好，浸泡在二斗好酒中，密封勿泄气，十四日后，可服用，勿喝醉。

4.**强筋健骨、补肾壮阳：**逐日摘红熟了的枸杞子，不论多少，用无灰酒浸泡。蜡纸封闭牢固，勿令泄气，两个月满后，取出放入沙盆中。擂烂，滤取汁，同浸泡的酒放入银锅内。慢火煎熬，不停地用手搅动，以免受热不匀，等到成膏如饧，用干净的瓶子密封收藏。每天早晨温酒服二大匙。夜晚睡觉时再服一次，服一百日后身轻气壮。

养生药膳

• 枸杞大枣鸡汤 •

【原料】枸杞35克，党参3克，大枣5颗，鸡腿肉300克，姜片、葱段、香油、盐、酱油、胡椒粉、鸡精各少许。

【做法】鸡腿肉洗净，剁成小块；枸杞、党参、大枣洗净，沥干水分；将鸡肉块、枸杞、党参、大枣、姜片、葱段一同放入沙锅中，加适量清水煮沸，加入少许盐、酱油、胡椒粉拌匀，转文火炖煮30分钟，鸡肉熟烂时，淋上香油、加入鸡精拌匀即成。

【功效】补气养血，明目保肝，健脾益胃，安神益肾。

黄精

补中益气、除风湿安五脏的圣药

释义 · 别名 · 性味 · 功效主治 · 应用指南 · 养生药膳

释义 二月开始生长，一枝上有多个叶，形状像竹子但略短。根像萎蕤，其叶与钩吻相似，只是茎不发紫，花不发黄。黄精的根、叶、花、实都可以食用，但是以对生的是正精，不对生的叫偏精。

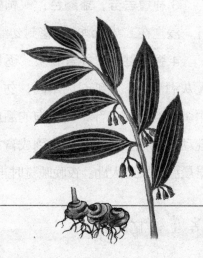

别名 黄芝、鹿竹、救穷草、野生姜、仙人余粮等。

性味 味甘，性平，无毒。

功效主治

补中益气，除风湿，安五脏。久服轻身延年不感到饥饿。补五劳七伤，助筋骨，耐寒暑，益脾胃，润心肺。单单只吃九蒸九晒的黄精，便可驻颜。补诸虚，止寒热，填精髓。

应用指南

1.补肝明目：黄精二斤，蔓菁子一斤淘洗，放在一块，九蒸九晒，为末，空腹每次服下二钱，每日二次，可延年益寿。

2.大风癞疮：营气不清，风邪侵入血脉，久而久之，因此成癞，鼻坏色败，皮肤溃疡。用黄精根去皮洗净二斤，在太阳下晒软，放入粟米饭中蒸熟，经常食用。

3.补精益气：黄精、枸杞子等份，捣末做饼，晒干为末，再炼成梧桐子大小的蜜丸，每次用汤服五十丸。

养生药膳

• 黄精炖土鸡 •

【原料】 黄精30克，党参20克，山药35克，土鸡1只，姜片、川椒、葱段、食盐、味精各适量。

【做法】 土鸡洗净，剁成小块，放入沸水中焯烫后，放入高压锅中，加入葱段、姜片、食盐、味精、川椒，将适量清水加盖炖煮约30分钟，转文火，加入黄精、党参、山药，盖好高压锅，文火炖煮1～2小时即成。

【功效】 补气养阴，润肺强筋，健脾益胃，脾胃虚弱、体倦无力者可常吃。

第三章

舒畅气血，补虚固本

现代生活中，工作、家庭的压力常常会让人感到筋疲力尽，常会出现体虚、头晕、腰痛、尿频、自汗、盗汗等症状。而长期患有这些病症的人群，如果不及时治疗，人体体质慢慢就会变差，一点小小风寒，就会导致感染寒邪，引起感冒。其实，要改善这种状况并不难，只要用一些补益气血、祛湿除寒、通经活络、滋补肝肾的本草，舒畅气血，补虚固本，慢慢地调理身体，相信不久，你就能感受到本草的神奇力量。

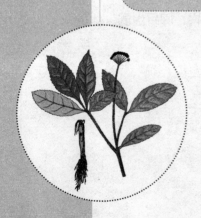

本章看点 ▼

- 气血不足与本草
- 头晕耳鸣与本草
- 腰痛尿频与本草
- 自汗盗汗与本草
- 肾虚遗精与本草
- 早泄阳痿与本草

人参

大补元气的"百草之王"

释义 · 别名 · 性味 · 功效主治 · 应用指南 · 养生药膳

释义 人参生在上党山谷及辽东。二、四、八月上旬采根，竹刀刮暴干，不要使之见到风，根像人形者为最好。以百济、高丽、新罗（也就是今天的朝鲜），所产人参为最好。人参容易被虫蛀，要放在新容器中密封保存，可以存放很多年而不坏。

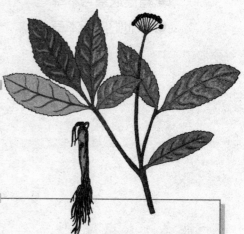

别名 黄参、血参、人衔、鬼盖、神草、地精等。

性味 味甘，微寒，无毒。

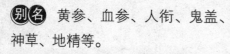

功效主治

补五脏，安精神，定魂魄，止惊悸，除邪气，能明目开心益智，久服可轻身延年。主五劳七伤，虚损瘦弱，止呕哕，补五脏六腑，保中守神。消胸中痰，治肺痿及痫疾，冷气逆上，伤寒不下食，凡虚而多梦者加之。

应用指南

1.开胃化痰：不思进食，不论是大人或小儿，人参焙二两，半夏姜汁浸焙五钱，为末，飞罗面做糊，做成绿豆大小的丸，饭后用姜汤服用三五十丸，每日三次。

2.治咳嗽化痰：人参末一两，明矾二两，以酽醋二升，熬矾成为膏状，入参末炼蜜和收，每以豌豆大一丸，放舌下，就不会再咳嗽。

3.治离魂异疾：一人睡觉，自觉身外有身，与自身一样没有区别，但不说话，其属怪诞。人睡觉时魂归于肝，这是由于肝虚邪气侵入，造成魂不归舍的原因，所以病名叫离魂。用人参、龙齿各一钱，赤茯苓八分，水一盏，煎至半盏水时，撒上朱沙末一钱，每晚睡时服。十服后，真身气爽，假身即去。

4.治上吐下泻：人参、黄连各一钱，水煎，细细呷服。

5.治口干、饮水多、小便多：将人参制成末，用鸡蛋清调服一钱，每日服三次，有效。

6.治产后血运：人参一两，紫苏半两，以童尿、酒、水三合煎服。

7.治产后喘急：乃血入肺窍，危症。苏木煎汤，调人参末三钱，服用有奇效。

养生药膳

• 人参莲子汤 •

【原料】蜂蜜适量，人参12克，莲子18克，红枣20枚。

【做法】将材料分别洗净，沥干水分；莲子泡发，去除莲心；红枣泡发1小时；将洗净的人参放入沙锅中，熬制人参汁备用；接着将剩下的材料放入人参汁中，武火煮沸，转文火慢熬约2小时，加入蜂蜜调味即可。

【功效】安神生津，大补元气。

黄芪
益气壮骨的调补圣药

释 义 · 别 名 · 性 味 · 功效主治 · 应用指南 · 养生药膳

释义 根长二三尺，独茎，或作丛生，枝干离地二三寸，叶子稀疏像羊齿，又像蒺藜苗，七月中旬开黄紫花，其果实结小尖角。长约一寸，八月采根用。

别名 戴椹、芰草、五孙等。

性味 味甘，微温，无毒。

功效主治

痈疽久败疮，排脓止痛，大风癞疾，五痔鼠瘘，补虚，小儿百病。妇人脏风邪气，逐五脏间恶血，补丈夫虚损，五劳羸瘦，止渴，腹痛泄痢，益气，利阴气。治虚喘，肾衰耳聋，疗寒热，治发背。助气壮筋骨，长肉补血，破腹内积块、淋巴结核、大脖子，非行经期间阴道内大量出血，湿热痢，产前产后一切病，月经不调，痰咳，头痛，热毒赤目。治虚劳自汗，补肺气，泻肺火心火，实皮毛，益胃气，去肌热及诸经之痛。

应用指南

1.治小便不通：绵黄芪二钱，水二盏，煎至一盏，温服，小儿减半。

2.治饮酒过多面色发黄，上腹痛，足胫胀，小便黄，或发赤黑黄斑，因大醉吹风淋雨所致：黄芪二两，木兰一两制成末，用酒送服一方寸匕，每日三次。

3.治气虚白浊：黄芪盐炒半两，茯苓一两制成末，每次一钱。

4.治小便尿血：黄芪、人参等份制成末，用大萝卜三个，切如指厚，蜂蜜二两拌炙令干，勿使焦糊，蘸末吃，再用盐水送下。

5.治吐血不止：黄芪二钱半，紫背浮萍五钱制成末，每次一钱，用姜、蜜水送下。

6.治阴囊湿痒：绵黄芪，酒炒为末，以熟猪心蘸末吃，治疗效果非常好。

7.治胎动不安：黄芪、川芎各一两，糯米一合，水一升，煎至半升，分二次服。腹痛，下黄汁。

8.治咳血：黄芪四两，甘草一两制成末，每服二钱。

养生药膳

• 黄芪党参排骨 •

【原料】黄芪5克，党参3克，八角1克，排骨300克，葱段、姜片、米酒、豆腐乳、水淀粉、酱油、冰糖各适量。

【做法】将排骨洗净，剁成小块，放入盆中，加入盐、米酒腌渍10分钟，放入油锅中炸成金黄色，备用；将黄芪、党参、八角放入沙锅中，加2小碗水以文火煎煮20分钟，再加入葱段、姜片、豆腐乳、酱油、冰糖等，转武火煮沸，调成浓汁，放入炸好的排骨稍炖煮片刻，用水淀粉勾芡即成。

【功效】补虚升阳，益气养血，调节气虚衰弱，强健骨骼。

当归
通治全身疾病的补血圣药

释义 · 别名 · 性味 · 功效主治 · 应用指南 · 养生药膳

释义 长在川蜀、陕西等地，以川蜀出产的当归最佳。三四月生苗，绿叶有三瓣。七八月份开花，花似莳萝，浅紫色，根呈黑黄色，以肉厚而不枯者最佳。在二八月采后阴干。

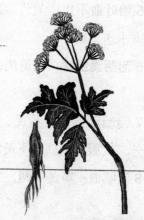

别名 乾归、山蕲、白蕲、文无等。

性味 味甘，性温，无毒。

功 效 主 治

咳逆上气，温疟寒热瘀滞在皮肤中，妇人漏下绝子，诸恶疮疡金疮，煮汁饮之。温中止痛，除咳血内塞，中风汗不出，湿痹中恶，客气虚冷，补五脏，生肌肉。止呕逆，虚劳寒热，下痢腹痛齿痛，女人沥血腰痛，崩中，补诸不足。治一切风，一切血，补一切劳，破恶血，养新血，及癥（症）癖，肠胃冷。治头痛，心腹诸痛，润肠胃、强筋骨，治痈疽，排脓止痛，和血补血。主痿癖嗜卧，足下热而痛。冲脉为病，气逆里急。带脉为病，腹痛，腰溶溶如坐水中。

应用指南

1.治产后流血过多眩晕、不产、经血过多、外伤、拔牙、跌伤等一切失血症导致的心烦眩晕，不省人事： 当归二两，川芎一两，每次用五钱，水七分，酒三分，煎到七分时，热服，每天一次。

2.治鼻中流血不止： 当归用微火烘干研碎成末，每次服一钱，米汤调后服下。

3.治小便出血： 当归四两捣碎，酒三升，煮至一升时服下。

4.治胎儿死于腹中不出： 当归末用酒服二钱。

5.治胎位不正： 用当归三两，川芎一两研成末，先用黑豆炒焦，同流水、童尿各一盏，煎至一盏时服下。

养生药膳

·当归乌鸡汤·

【原料】 乌骨鸡1只，当归20克，田七8克，盐、鸡精、酱油各少许。

【做法】 当归、田七用水洗净，用刀剁碎；将乌骨鸡肉用水洗净，用刀剁成块，放入开水中焯煮5分钟，取出过冷水，再另起一沙锅，放入煮好的乌骨鸡肉、当归、田七，加适量水，文火熬炖约3小时，骨肉酥烂后，放入盐、鸡精、酱油调味即成。

【功效】 散瘀消肿，止血活血，止痛行气。

熟地黄 生精补血的天赐良药

释义 • 别名 • 性味 • 功效主治 • 应用指南 • 养生药膳

释义 熟地黄为玄参科植物地黄的块根经加工炮制而成。通常以酒、沙仁、陈皮为辅料经反复蒸晒，至内外色黑油润，质地柔软黏腻。切片用，或炒炭用。经炮制后，药性由微寒转微温，补益性增强。熟地黄为不规则的块片、碎块，大小、厚薄不一。表面乌黑色，有光泽，黏性大。质柔软而带韧性，不易折断，断面乌黑色，有光泽。

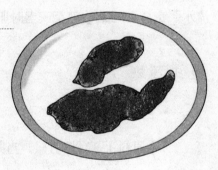

别名 熟地、酒壶花、伏地、山白菜。

性味 味甘，微甘，性微温，无毒。

功效主治

填骨髓，长肌肉，生精补血，滋补五脏。治内伤引起的虚弱，通血脉，利耳目，黑发须，治男子五劳七伤、女子伤中气、子宫出血、月经不调、产前产后百病。滋肾水，补阴，去脐腹急痛。病后胫股酸痛，不能久坐，双眼模糊。凡服地黄，应忌葱蒜、萝卜、各种血，否则，使人荣卫枯涩，须发变白。又忌铜铁器，否则损肾。

应用指南

1.治肾虚腰背酸痛、腿膝软弱、小便频数：熟地黄三钱，杜仲、续断、菟丝子各二钱，核桃仁半两，水煎服。

2.治腰部疼痛、沉重、不得俯仰：熟地酒，取熟地黄、炙杜仲、炮姜、萆薢、羌活、川芎、制乌头、秦艽、细辛、川椒、制附子、肉桂、川续断、栝楼根各半两，五加皮、石斛各一两，地骨皮、桔梗（炒）、炙甘草、防风各六钱，白酒2000毫升。除白酒外，将其他药前20味细料，入布袋，置容器中，加入白酒，密封，浸泡5～7天后，过滤去渣即成。口服。不拘时，每次服10毫升，常令有酒气相续为妙。

3.治肾阴亏损、头晕耳鸣、腰膝酸软、骨蒸潮热、盗汗遗精、消渴：熟地黄三两，山茱萸（制）、山药一两半，牡丹皮、茯苓、泽泻一两。将上药研成细末，过筛，混匀。每100克粉末加炼蜜35～50克，与适量的水，泛丸，干燥，制成水蜜丸；或加炼蜜80～110克制成小蜜丸或大蜜丸即成。口服，水蜜丸一次6克，小蜜丸一次9克，大蜜丸一次1丸，每日2次。亦可去中药房买成品药服用。

4.滋养气血，治冲任虚损，月水不调，脐腹痛，崩中漏下：当归（酒浸，炒）、川芎、白芍药、熟地黄（酒蒸）各等份，将上药共研为粗末，每服三钱，水一盏半，煎至八分，去渣热服，空腹饭前服用。

养生药膳

● 熟地粥 ●

【原料】 熟地黄10克，大米100克，白糖适量。

【做法】 将熟地黄择净，切细，用清水浸泡片刻，水煎成汁，大米淘洗干净，放入熟地黄汁中，再加少许清水，熬煮成粥，待熟时调入白糖，再煮片刻即成。每日1剂。

【功效】 养阴补血，益精明目。

西洋参

静心凝神、消除疲劳的补气药

释义 · 别名 · 性味 · 功效主治 · 应用指南 · 养生药膳

释义 本品为五加科草本植物西洋参的根。秋季采挖，去分枝、须尾，晒干或烘干。或捞去外皮，用硫磺熏后晒干。切片用。

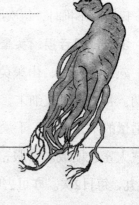

别名 花旗参、洋参、西参。

性味 味甘、微苦，性寒。

功效主治

补气，养阴，清火，生津。用于气虚阴亏、咳喘痰血、内热、消渴、虚热烦倦、口燥咽干等。

应用指南

1.治体质虚弱： 西洋参一钱，麦冬、何首乌、黄精各三钱，生地黄四钱，冬虫夏草一钱，水煎服。

2.治心肌炎后遗症： 西洋参、生姜各一钱，麦冬、生地黄、大枣、白芍药各二钱，五味子、桂枝、炙甘草各二钱，黄芪四钱，阿胶三钱，水煎服。

3.治便血： 西洋参搭配桂圆，蒸熟即可服用。

养生药膳

● 西洋参甲鱼汤

【原料】西洋参10克，红枣4枚，枸杞5克，无花果7颗，甲鱼400克，盐少许。

【做法】甲鱼血放净，并与适量清水一同放入锅内加热至水沸，捞出去表皮，去内脏洗净，剁成小块；西洋参、无花果、红枣分别洗净；沙锅中加适量清水，烧沸，加入上述食材，武火煲开后，转文火煲2小时，加盐调味即可。

【功效】补气养阴，清火祛燥，健脾养胃。

● 洋参麦冬茶

【原料】西洋参3克，麦冬10克。

【做法】将西洋参、麦冬放入杯中，沸水浸泡，代茶饮。

【功效】用于热病气阴两伤，烦热口渴；或老人气阴虚少，咽干口燥，津液不足，舌干少苔。

川芎

血虚头痛必用川芎

释义 · 别名 · 性味 · 功效主治 · 应用指南 · 养生药膳

释义 以蜀地出产者最佳，四五月生出像水芹、胡荽一样的叶子，成丛状，茎非常细，其叶非常香，江东、蜀地的人常采来当做茶饮用。七八月开碎白花，像蛇床子的花一样。根坚瘦，为黄黑色。到了深秋茎叶也不枯萎。清明后，上年的根重新发苗，将枝分出后横埋入土，再节节生根。到了八月根下结出川芎，便可以挖掘出来，高温蒸后就可以当成药物卖了。

别名 胡䕮、芎䕮、香果、山鞠穷等。

性味 味辛，性温，无毒。

功效主治

中风后头痛，寒痹痉挛缓急，金属外伤及妇女月经不调导致的不孕。另可除体内寒气，主温中补劳、壮筋骨，通调血脉。治受寒后面部冷、流泪流涕、胸胁腹胀痛、半身不遂等病症。由于有散瘀血和破痈疗瘀毒防其积聚于体内的作用，可治吐血、鼻血、便血等血证及体表痈痔疮结等病症，促进新生肉芽组织生长。止腹泻，补肝血，宽胸开郁。与蜜调和做成丸服，治风邪产生的痰疟有特效。治牙根出血，将其含入口中即愈。

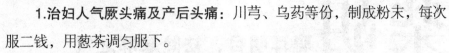

应用指南

1.治妇人气厥头痛及产后头痛：川芎、乌药等份，制成粉末，每次服二钱，用葱茶调匀服下。

2.治气虚心痛：川芎研成粉末，用腊茶调匀后服二钱，很快见效。

3.治偏头风，即半边头痛：将川芎磨细泡酒，每天饮服。

4.治一切头痛：大川芎一个制成粉末，用白酒服下，服一个其效可持续一年，服两个可维持两年。

5.治妇女经血不止：用川芎一两，酒一盏，同煎到酒只剩一半时，徐缓地服下。

6.治跌伤致胎死腹中：川芎捣碎研末，每次用酒服二钱，以一至二服药，可将死胎引出。

7.治产后急性乳腺炎：将川芎、当归各一斤，和匀后，取其中的半斤挫散，置于瓦器中用水浓煎，每次服用的量不拘多少，只频繁服用即可，另外的一斤半仍锉成块状，于患者床前烧烟，患者应用口鼻吸入，如果未愈，可重复一次，但同时应将蓖麻籽一粒研细后，涂擦在头顶心。

养生药膳

· 川芎炖鸭 ·

【原料】鸭半只，老姜30克，川芎10克，料酒、盐、酱油、糖各少许。

【做法】将鸭肉洗净，剁块；老姜洗净，切片；锅内烧热油，爆香老姜，放入鸭块，翻炒至略焦，加适量清水，放入川芎、料酒、盐、酱油、糖，盖上锅盖，以文火慢炖1小时，鸭肉熟烂后即成。

【功效】活血行气，祛风止痛，对女性血虚头晕有效。

柴胡
聪耳明目，祛除寒邪之气

释 义 · 别 名 · 性 味 · 功效主治 · 应用指南 · 养生药膳

释义 二月生苗，非常芳香，茎青紫色，而且坚硬，微有细线，柴胡叶子像竹叶而稍紧小。也有似斜蒿者，似麦冬叶但是较短。七月开黄色的花。根为淡红色，像前胡而强。

别名 芸蒿、山菜、茹草等。

性味 味苦，性平，无毒。

功效主治

腹部胃肠结气，饮食积聚，寒热邪气，推陈致新。久服可以轻身，聪耳明目，使人肌肤润泽，精力旺盛，不易衰老，益精。除伤寒胃中烦热，各种痰热结实，胸中邪气，五脏间游气，大肠停积水胀及湿痹的拘挛。治虚劳发热，骨节烦痛，热气肩背疼痛，劳乏羸瘦，下气消食，宣畅气血。补五劳七伤，除烦止惊，益气力，消痰止嗽，润心肺，添精髓，治健忘。除虚劳，散肌热，去早晚潮热，寒热往来，胆热。妇人胎前产后各种热证，腹部包块，胸胁痛。治阳气下陷，平肝胆热气，及头痛眩晕，目昏赤痛障翳，耳鸣耳聋，各种疟疾及痞块寒热，妇人热入血室，月经不调，小儿痘疹余热，面黄肌瘦，腹部膨大。

应用指南

1.治伤寒余热：柴胡二钱半，甘草一钱，水一盏，煎服。

2.治小儿阴虚内热：十五岁以下，遍身如火，日渐黄瘦，盗汗咳嗽烦渴，用柴胡四两，朱砂三两碾成末，雄猪胆汁搅和，饭上蒸熟，制成绿豆大的丸。每次服一丸，用桃仁乌梅汤送下，每日三次。

3.治虚劳发热：柴胡、人参各等份，每次服三钱，用姜、枣水煎服。

4.治湿热黄疸：柴胡一两，甘草二钱半，白茅根一把，水一碗，煎至七分，随时可以服用。

5.治积热下痢：柴胡、黄芩各等份，酒水各半升煎至七分。浸冷后服用。

养生药膳

• 柴胡青叶粥 •

【原料】大青叶、柴胡各10克，大米80克。

【做法】大青叶、柴胡分别冲洗，沥干水分，放入沙锅中，水煎成汁，去渣，备用；大米淘洗干净，放入锅中，加入大青叶柴胡汁，熬煮成粥，待粥将成时，加白糖调味即成。早晚分食，每日1剂，可连服数日。

【功效】聪耳明目，祛风散结。

苍耳
路边拾来的风寒头痛药

释 义 • 别 名 • 性 味 • 功效主治 • 应用指南 • 养生药膳

释义 它的叶子青白色像胡荽，茎枝柔软蔓延生长，可煮来吃，滑溜味淡。在四月中旬长子，形状像妇人戴的耳环。在八九月结果实，比桑葚短小且多刺。嫩苗可以炒熟食用，用水浸淘拌来吃，可以充饥。它的籽炒去皮，研成面，可作成饼吃，也可熬油点灯。

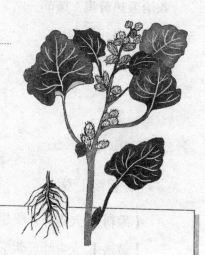

别名 前胡、常思、卷耳、猪耳、羊负来、地葵、道人头等。

性味 味甘，性温，有小毒。

功效主治

解表散结，散风除湿，通窍止痛。风寒头痛，风湿麻痹，四肢拘挛痛，恶肉死肌，膝痛。久服益气。治肝热，聪耳明目、轻身，使人肌肤润泽，精力旺盛，不易衰老。治一切风气，填髓，暖腰脚，治瘰疬疥疮。炒香浸酒服，祛风补益。

应用指南

1.治女性血虚，风邪攻脑，头旋闷绝，忽然倒地，不省人事：用苍耳草的嫩心，阴干研为末，以酒送服一钱，它的功效迅速。也治男子各种眩晕。

2.治一切严重疔疮恶疮：用苍耳草根、叶，捣烂与小儿尿绞汁，冷服一升，每日服三次，除疮根非常灵验。又方：用苍耳根、苗烧灰，和醋淀涂搽，干后再涂，不超出十次，即拔出疮根。又方：用苍耳根三两半，乌梅肉五个，连须葱三根，酒二盅，煎至一盅，热服取汗。

3.治痔疾下血：五月五日采苍耳的茎和叶制成末，水送服一方寸匕，很有效。另外在瘟疫盛行时，全家都用冷水送服二钱，能辟邪恶，不沾染病。

4.治翻花恶疮，有肉如饭粒，破后出血，随生反出：用苍耳叶捣汁服三合，并涂患处，每日二次以上。

5.治牙齿痛肿：苍耳五升，水一斗，煮取五升，热含之，冷即吐去，吐后复含，不过一剂瘥，茎叶亦可，或入盐少许。

6.治眼目昏暗：苍耳一升，为末，白米半升做粥，日食之。

养生药膳

• 苍耳炒鸡蛋 •

【原料】苍耳10颗，鸡蛋2个，花生油、盐各适量。

【做法】鸡蛋磕入碗中，打散；苍耳研成细末，与鸡蛋拌匀。起热锅，倒入花生油。烧至七成热，倒入已拌好的苍耳与鸡蛋，煎熟鸡蛋，加盐炒匀，加少量清水，煮沸即可。

【功效】疏散风邪，化结消肿。

香荽
赶走身体里的不正之气

释义 · 别名 · 性味 · 功效主治 · 应用指南 · 养生药膳

释义 八月下种，阴天特别好。初生时茎柔叶圆，叶有花岐，根软而白，冬春采来食用，香美可口，亦可做成紫菜，是道家的五荤之一。立夏后开成簇细花，颜色呈淡紫色。五月收籽，其籽如麻子大小，也有辛香。它的籽、叶都可用，生、熟均可食，对养生治病非常有益，适宜种植在肥沃的地里。

别名 胡荽、胡菜、原荽。

性味 味辛，性温，无毒。

功效主治

消食，治五脏，补不足，利大小肠，通小腹气，清四肢热，止头痛。疗痧疹、豌豆疮不出，用胡荽酒喷于患处，立出。通心窍，补筋脉，和胃。如果治肠风，就用热饼裹胡荽吃，效果很好。与各种菜一同吃，气香，爽口，辟飞尸、鬼疰、蛊毒。解鱼毒、肉毒。但有狐臭、口臭、烂齿和脚气、金疮的人，都不可吃胡荽，否则病情加重。久食令人健忘。它的根会发痼疾。切不可与邪蒿同食，否则令人汗臭难以治愈。凡服一切补药以及药中含有白术、牡丹的人，不能吃它。李时珍说："胡荽、味辣、性温和、香窜。内通心脾，外达四肢，能辟一切邪气。"所以痘疮难出的，用胡荽能引发出来。按《直指方》载："痘疹不出，宜用胡荽酒喷，以辟恶气。"

应用指南

1.**治痘疹不发：**香荽二两，切碎，放入两碗酒中煎沸，盖严勿令漏气。待温后，去渣，含酒轻喷于患儿颈背直至两足，勿喷头面，令豆疹发出。

2.**治产后无乳：**用干香荽煎汤饮服。

3.**治小便不通：**用香荽二两、葵根一把，加水二升，水煎至一升，再加滑石末一两，分3次服下。

4.**治牙齿疼痛：**用香荽五两，加水五升，水煎至一升，含漱。

5.**治痔痛：**以香荽炒为末，每服二钱，空腹温酒送下，数次便可见效。

6.**治痢疾、泻血：**用香荽一合，炒过，捣为末。每服二钱。赤痢时，以沙糖水送下；白痢时，以姜汤送下；泻血时，以开水送下。每日2次。

养生药膳

• 香荽鱼片汤 •

【原料】 香荽2棵，鱼肉160克，皮蛋1个，盐、胡椒粉、麻油各少许。

【做法】 香荽洗净，沥干水分；鱼肉洗净，切成片，加入盐、胡椒粉、麻油腌渍片刻；皮蛋去壳冲净，切成瓣；锅中加适量清水，烧沸，加入香荽，滚至香味四溢时，加皮蛋、鱼片，翻滚后调味即成。

【功效】 祛风清热，醒脑，开胃。

天麻
平肝息风，祛风止痛

释义 · 别名 · 性味 · 功效主治 · 应用指南 · 养生药膳

释义 天麻为多年生草本植物，分布于全国大部分地区。其干燥块茎称天麻，是一味常用而较名贵的中药。

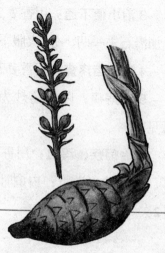

别名 赤箭芝、合离草、神草、明天麻、定风草等。

性味 味甘，性平。

功效主治

平肝息风，祛风止痛。主治风痰引起的眩晕、偏正头痛、肢体麻木、半身不遂等症。天麻质润多液，能养血息风，对血虚肝风内动的头痛、眩晕非常有效，亦可用于治疗小儿惊风、癫痫、破伤风等病症。

应用指南

1.**治小儿急惊风**：钩藤、天麻、人参各一钱，羚羊二分，全蝎一分，炙甘草三分。将上药研为末，每服一钱，水煎服。

2.**治中风、半身不遂**：黄芪一两，川芎、赤芍、天麻、黄芩、川牛膝各二钱，归尾、钩藤各三钱，石决明（先煎）四钱，甘草一钱。用水煎服，每日1剂，分2次服用。

3.**治风寒湿气流入经络、筋脉拘挛、骨节酸痛、四肢麻木、口眼歪斜**：木瓜二两，天麻、虎骨（酥炙）、川芎、川牛膝、当归、五加皮、红花、川续断、白茄根各半两，玉竹一两，秦艽、防风各三钱，桑枝二两半。将上药研为细末，用绢袋盛之，放入高粱酒十升浸泡七日，滤清，加冰糖适量。随量服之。

4.**治前额头痛**：天麻一钱，香白芷、金银花、生石膏各二钱，防风、葛根、乳香、川椒各一钱，水煎成汁，待水温适宜后，洗头、洗发，可缓解头痛。

养生药膳

· 天麻竹沥粥 ·

【原料】天麻12克，竹沥25克，粳米120克，白糖适量。

【做法】将天麻浸软，切成薄片；粳米洗净，与天麻一同放入锅中，加适量清水熬煮成稀粥，调入竹沥、白糖拌匀，再煮片刻即成。每日1剂，分2次食完。

【功效】平肝息风，清热化痰，头痛耳鸣患者可连用7天，即可得到缓解。

女贞子
滋补肝肾，治疗头痛耳鸣

(释 义) · (别 名) · (性 味) · (功效主治) · (应用指南) · (养生药膳)

释义 女贞子为木犀科植物女贞的干燥成熟果实。冬季果实成熟时采收，除去枝叶，稍蒸或置沸水中略烫后，干燥；或直接干燥。

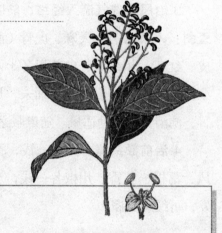

别名 冬青子、女贞实、白蜡树子、鼠梓子。

性味 味甘、苦，性凉。

功 效 主 治

滋补肝肾，明目乌发。主治眩晕耳鸣、两目昏花、目暗不明、耳鸣耳聋、须发早白及牙齿松动等症。

应用指南

1.**治肝肾阴虚型高血压**：女贞子三钱，决明子半两，枸杞子二钱，菟丝子三钱，金樱子二钱，沙苑子三钱，桑葚子三钱。用水煎服，每日1剂。

2.**治肝肾不足，腰膝酸软，须发早白**：桑葚、女贞子、旱莲草各等份，加水煎取浓汁，加入约等量的蜂蜜，煮沸收膏，每次食1～2匙。

3.**治肝肾阴虚，眼目干涩，视物昏花，或视力减退**：女贞子、枸杞子各三钱，菊花二钱，水煎成汁，代茶饮用。

4.**治肝肾阴虚，虚火上浮，气郁痰结，咽痛不适，咽喉有异物感**：女贞子二钱，绿萼梅、绿茶、橘络各一钱。将女贞子捣碎后，与后三味药共入杯内，以沸水冲泡即可。代茶饮，每日1剂，温饮。

养生药膳

• 女贞子蜂蜜饮 •

【原料】女贞子15克，蜂蜜适量。

【做法】将女贞子放入锅中，加水适量，煮沸后转文火水煎30分钟，去渣取汁，调入蜂蜜即可。可代茶饮。

【功效】滋补肝肾，软化血管，常有头痛、耳鸣、腰酸、头发须白的人可常饮。

• 二子菊花饮 •

【原料】女贞子、枸杞子各15克，菊花10克。

【做法】将女贞子、枸杞子放入加水的锅中，煎水饮。

【功效】补肝肾、明目。用于肝肾阴虚，眼目干涩，视物昏花，或视力减退。

补骨脂

补肾助阳，温脾止泻

释 义 · 别 名 · 性 味 · 功效主治 · 应用指南 · 养生药膳

释义 补骨脂为一年生草本，秋季果实成熟时，随熟随收，割取果穗，晒干，打出种子，除净杂质即可入药。果实扁圆状肾形，一端略尖，少有宿萼。

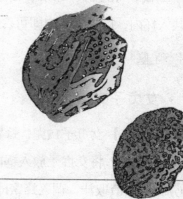

别名 婆固脂、胡韭子、补骨鸱、胡故子、吉固子、黑故子。

性味 味辛、苦，性温。

功效主治

补肾助阳，纳气平喘，温脾止泻。主治肾阳不足，下元虚冷，腰膝冷痛，阳痿遗精，尿频、遗尿，肾不纳气，虚喘不止，脾肾两虚，大便久泻，白癜风，斑秃，银屑病等病症。与益智仁功效相同，补骨脂大温气厚，味兼苦，故偏于走下，善补命门之火，以壮元阳，多用于肾虚寒者。

应用指南

1.治肾虚腰痛，起坐艰难，仰俯不利：取补骨脂、（炒）杜仲、大蒜各三两，核桃仁一两，盐半两。共研为末，大蒜煮熟与核桃仁、盐捣成膏，合药末，炼蜜为丸，每丸重9克，每次服2丸，每日2次。

2.治阳痿：用补骨脂一两，核桃仁、杜仲各四钱。共研细末，每服9克，每日2次。

3.治泄泻，不思饮食，食补消化，或腹痛肢冷，神疲乏力：补骨脂四两，五味子、茱萸、肉豆蔻各二两，生姜四两，红枣20枚。将上药研成粉末，用水一碗，煮姜、枣至水干，取枣肉，制成如梧桐子大的药丸。饭前服用，凉服。

4.治元阳虚败，脚手沉重，夜多盗汗：补骨脂（炒香）、菟丝子（酒蒸）各四两，胡桃肉一两（去皮），乳香、没药、沉香各二钱。将上药研末，加炼蜜做成梧桐子大的丸，每次空腹服用10～20丸，用盐汤或温酒送下。

养生药膳

• 补骨脂芡实鸭汤 •

【原料】鸭肉250克，补骨脂10克，芡实30克。

【做法】将鸭肉洗净，放入沸水中焯一下，去除血水，捞出；将芡实洗净，与补骨脂、鸭肉一同放入沙锅中，加入适量清水，用武火将汤煮开，转文火炖约30分钟，鸭肉熟烂后，加少许盐调味即成。

【功效】固肾养精，升阳健脾。

杜仲
补肾虚，远离腰背酸痛

释 义 • 别 名 • 性 味 • 功效主治 • 应用指南 • 养生药膳

释义 树木高数丈，叶似辛夷，它的皮折断后，有白丝相连。刚长出的嫩芽可以吃。二月、五月、六月、九月可采皮。

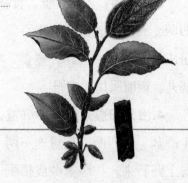

别名 思仲、思仙、木绵。

性味 味辛，性平，无毒。

功效主治

口渴，补身体虚损。腰膝痛，益精气，壮筋骨，强意志。另可除阴部痒湿和小便淋漓不尽。久服轻身耐老。用于肾虚胎动不安或习惯性流产。此外，还可用于肝阳上亢、头晕目眩等。

应用指南

1.治肾虚腰痛：用杜仲去皮一斤烤黄，分作十剂。每夜取一剂，加水一大升，浸至五更，煎三分减一，取汁，加入切碎的羊肾三四枚，再煮三五沸，和以椒、盐，空腹顿服。

2.治胎动不安：杜仲不计多少，去粗皮细锉，瓦上焙干，捣罗为末，煮枣肉糊为丸，如弹子大，每服1丸，嚼烂，糯米汤送服。

3.治腰膝酸软：用杜仲与淫羊藿、山药、川牛膝、山茱萸等配伍应用，水煎服。炒过的杜仲可破坏其较质，有利于有效成分溢出。

养生药膳

• 杜仲党参乳鸽汤 •

【原料】杜仲25克，黄芪、党参各15克，雏鸽1只，姜片、盐各少许。

【做法】杜仲、黄芪、党参洗净，沥干水分；老姜洗净切片；雏鸽宰杀收拾干净，沸水焯过，去除血水；将雏鸽、杜仲、黄芪、党参、姜片一同放入沙锅中，武火煮沸后改文火煮约3小时，加盐调味即可。

【功效】补肾壮阳，强健筋骨。

• 杜仲煨猪腰 •

【原料】杜仲10克，猪肾1个。

【做法】猪肾剖开，去筋膜，洗净，用花椒、盐淹过；杜仲研末，纳入猪肾，用荷叶包裹，煨熟食。

【功效】补肝肾、强腰止痛。用于肾虚腰痛，或肝肾不足，耳鸣眩晕，腰膝酸软。

覆盆子
强阴健阳，温中补虚

释义 · 别名 · 性味 · 功效主治 · 应用指南 · 养生药膳

释义 四五月份变红成熟，山中人及时采来卖。它的味酸甜，外形像荔枝，大小如樱桃，软红可爱。过于成熟就会在枝条上腐烂生蛆，吃后多热。

别名 毕楞伽、大麦莓。

性味 味甘，性平，无毒。

功效主治

益气轻身，令头发不白。补虚，强阴健阳，悦泽肌肤，安和五脏，温中益力。疗痨风虚，补肝明目。并宜捣筛，每日水服三钱。男子肾精虚渴，阴痿能令坚长。女子食之有子。食之令人好颜色。榨汁涂发不白。益肾脏，缩小便。取汁同少蜜煎为稀膏，点服，治肺气虚寒。

应用指南

1.治阳事不起： 取覆盆子，用酒浸泡后焙干，再研为末。每天早晨用酒服三钱。

2.治牙疼点眼： 用覆盆子嫩叶捣汁，点目眦三四次。有虫随眼泪出成块也。无新叶，干者煎浓汁亦可。

3.治臁疮溃烂： 覆盆子叶为末，用酸浆草洗后掺之，每日一次，以治好为度。

养 生 药 膳

• 覆盆白果煲猪肚 •

【原料】 鲜白果100克，覆盆子10克，猪肚150克，盐、花椒各少许。

【做法】 将白果、覆盆子洗净，沥干水分，白果炒熟去壳；猪肚洗净，切成小块；将猪肚、白果、覆盆子一同放入沙锅中，加入清水约500毫升，煮沸后转文火炖煮，至猪肚熟烂，加少许盐调味即成。

【功效】 有滋补肝肾、缩小便之功效，可治疗小儿夜间多尿遗尿。

仙茅
强壮腰膝、缓解尿频的常用药

释义・别名・性味・功效主治・应用指南・养生药膳

释义 多年生草本。高10～40厘米。根茎长可达30厘米，圆柱形，肉质，外皮褐色；根粗壮，肉质。叶基生，3～6片，狭披针形，长10～25厘米，基部下延成柄，向下扩大成鞘状，有散生长毛。花茎极短，藏于叶鞘内，花被下部细长管状，上部6裂，黄白色。蒴果椭圆形，种子球形。早春或秋季采根茎去须根，晒干或烘干。再用黄酒（每药500克用黄酒50毫升）拌匀，润透后炒至微干，取出晾干。

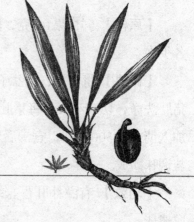

别名 山棕、地棕、独脚丝茅、千年棕、仙茅参。

性味 味辛、甘，性温，有小毒。

功效主治

补肾壮阳，散寒除痹。主治阳痿精冷、小便失禁、心腹冷痛、腰脚冷痹、痈疽、瘰疬、崩漏。

应用指南

1.**治肾虚、阳痿、遗精**：韭菜籽、仙茅、蛇床子、制附片、当归、白芍各三钱。将上药加清水适量，煎煮30分钟，去渣取汁，与2000毫升开水一起倒入盆中，待温度适宜时泡洗双脚，每天早、晚各1次，每次熏泡40分钟，10天为1个疗程。

2.**治女性更年期综合征**：仙茅、淫羊藿各三钱，巴戟天、黄柏、知母、当归各二钱，水煎服，每日1剂。

3.**治肾虚腰痛，夜尿频多**：仙茅三钱，薏苡仁半两，桂枝二钱，细辛一钱，木瓜二钱，茭瓜荮一两。将上药水煎成浓汁，取鸡蛋2个，打散，用药汁冲成蛋汤，温服。

4.**治老年人遗尿**：取仙茅半两，益智仁四钱，山药六钱，白酒1000毫升。制成仙茅益智仁酒，每次服10～20毫升，早、晚各1次，有较好的补肾缩尿作用。

养生药膳

● 仙茅炖排骨 ●

【原料】　仙茅18克，金樱子12克，猪排骨500克，姜片、盐、鸡精各少许。

【做法】　猪排骨洗净，切块；仙茅、金樱子洗净，捣碎，用纱布包好；将仙茅、金樱子与猪排骨一同放入沙锅中，加适量清水，武火煮沸后，放入姜片，转文火炖煮约1小时，至排骨肉熟烂，加入盐、味精调味即成。

【功效】　散寒除弊，强壮腰膝，补肾壮阳，缓解腰痛、尿频症状。

蛤蚧
止咳定喘，益精补肾

释义 • 别名 • 性味 • 功效主治 • 应用指南 • 养生药膳

释义 陆栖的爬行动物。多栖于山岩及树洞中，或居于墙壁上，昼伏夜出，动作敏捷。形似壁虎而大，头尾四足及体腔均用竹片称直呈扁片状，全长20余厘米。头长圆，略呈三角形，眼大而凹陷成窟窿，眼间距下凹呈沟状，角质齿密生于颚的边缘，无大牙。背部呈黑色，并有灰黑色或灰绿色的斑点，脊椎骨及两侧肋骨均呈嵴状突起，全身密布圆形、多角形而微有光泽的细鳞。四足均具五脏，除第一趾外，均具爪；趾底面具吸盘，质坚韧。

别名 仙蟾、蚧蛇、蛤蟹、大壁虎等。

性味 味甘，性温、平，无毒。

功效主治

补肺肾，益精血，止咳定喘。主治虚劳咳嗽、肺痨咳嗽、行动气喘、面具或四肢水肿、肾虚阴衰、精血不足、咯血、消渴、阳痿精少等症。

应用指南

1.**治虚劳咳嗽：**蛤蚧1对，贝母、紫菀、杏仁、皂荚仁、桑白皮各六钱，鳖甲一两。上药捣成末，炼蜜和捣杵，丸如梧桐子大，每服以枣汤下20丸，每日3～4次。服用时，忌食苋菜。

2.**治肾虚阳痿、腰痛尿频：**蛤蚧1对，酒炒后烘干；补骨脂五钱。将上药共研为细末。每次服1.5克，温酒送服。

养生药膳

● 党参蛤蚧汤 ●

【原料】 蛤蚧150克，党参20克，大枣6枚，姜片、盐各适量。

【做法】 将蛤蚧、党参、生姜、红枣洗净，放入沙锅中，加清水适量，武火煮沸后，加入姜片，转文火煲2小时，用盐调味即可。

【功效】 补益肾气，温暖腰膝，缓解尿频。

● 蛤蚧参茸酒 ●

【原料】 蛤蜊100克，人参、肉苁蓉各30克，巴戟天、桑螵蛸各20克，鹿茸5克，白酒2000克。

【做法】 将鹿茸切成薄片，人参碎成粗末，蛤蚧去头足，并碎成小块。其余药物研碎，与前面的药物一起装袋，袋口系紧，投入装酒容器中。浸泡半个月左右，期间经常摇动。每次服10～20毫升，早、晚各一次。

【功效】 能够益气壮阳，补精养血，强壮腰膝，适用于元气亏虚引起的阳痿、遗精等。

韭菜籽
温补肝肾，壮阳固精

释义 · 别名 · 性味 · 功效主治 · 应用指南 · 养生药膳

释义 本品为百合科植物韭菜的干燥成熟种子，黑色。秋季果实成熟时，采收果序，晒干，搓出种子，去除杂质，生用或盐水炙用。

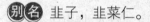

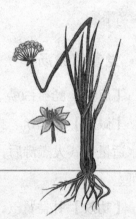

别名 韭子，韭菜仁。

性味 味辛、甘，性温。

功效主治

温补肾阳，壮阳固精。主治梦中遗精、便血。可暖和腰膝，补肝脏及命门，治小便频繁，遗尿，可治妇女白带量过多。将其研成末，拌入白糖可治腹泻；拌入红糖则可治腹泻便血。用陈米汤服下，有效。

应用指南

1.治无梦遗精：韭菜籽二两，白酒75毫升。将韭菜籽焙干，研磨成粉，以白酒冲服，每日3次分服。

2.治命门火衰、精关不固引起的遗精滑泄、神衰无力：韭菜籽、补骨脂各等份，共研为末，每次服用二钱，每日3次，以白水送服。

3.治肾虚阳痿、早泄、夜尿频多、腰膝酸软：韭菜籽四钱，锁阳粉二钱，共研为末，取二钱以白开水送服，每日2次。

养生药膳

• 韭菜籽粥 •

【原料】韭菜籽5～10克，粳米60克，盐适量。

【做法】将韭菜籽研为末；粳米洗净，放入锅中，加适量清水，熬煮成粥，加入韭菜籽末拌匀，再以盐调味，粥最好稀一些，空腹食用。

【功效】补肾壮阳，固精止遗，暖胃健脾。

• 韭菜籽泡酒 •

【原料】韭菜籽100克，米酒500毫升。

【做法】先将韭菜籽炒熟后，放入瓷罐中，倒入白酒，密封保存7天即可。饭后一小杯。

【功效】助阳固精，遗精早泄，腰膝酸软。

金樱子
外敷消痈，内服固精

释义 · 别名 · 性味 · 功效主治 · 应用指南 · 养生药膳

释义 金樱子为蔷薇科灌木植物金樱子的果实。丛生郊野中，类似蔷薇，四月开白花，花最为白腻，夏季结的果实大如指头，形状像石榴但稍长一些，有刺，呈黄赤色。它的核细碎而且有白毛，如营实的核而且味很涩。10～11月果实成熟变红时采收，干燥，除去毛刺。其果实酸甜可食，并可以熬糖或酿酒。根、叶、花、果均供药用。

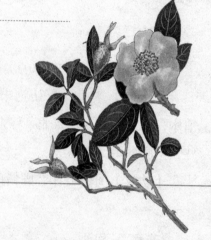

别名 糖罐子、刺梨子、山石榴、金罂子。

性味 味酸、涩，性平，无毒。

功效主治

固精涩肠，止泻痢，缩小便。主治遗精滑精、遗尿尿频、崩漏带下、久泻久痢等症。久服，可使人耐寒轻身。金樱子花可治疗各种腹泻，驱肠虫。与铁物混合捣成粉末，有染须发的作用。金樱子叶可治痈肿，嫩叶研烂，加少量盐涂于患处，留出一头泄气的孔。另可以治愈金疮出血，五月五日采叶后，同桑叶、苎叶等份，阴干后研成末敷上，血止伤口愈合。

应用指南

1.治久痢不止：用醋炒的罂粟壳、金樱的（花、叶及子）二者各等份，研为末，制成蜜丸如芡子大。每服五七丸，陈皮煎汤化下。

2.补血益精：用去掉刺及子的金樱子四两，焙干，二两缩沙，制为蜜丸，如梧桐子大小。每服五十丸，空腹温酒送服。

3.治慢性痢疾，肠结核：金樱子30两，白中捣碎，加水煎3次去渣，过滤后再浓煎，加蜂蜜收膏，每日睡前服一匙，开水冲服。

养生药膳

· 金樱子粥 ·

【原料】金樱子30克，粳米50克。

【做法】先将金樱子水煎成汁，去渣，粳米淘洗干净，放入金樱子汁中，熬煮成粥即成。

【功效】益肾固精，止泻，利小便。

· 金樱子酒 ·

【原料】金樱子500克，党参50克，淫羊藿50克，川续断50克，白酒5斤。

【做法】将上述各药磨碎，用纱布袋盛，扎紧袋口，放白酒中浸泡15天，隔日摇动酒瓶1～2次，取清酒饮用，每日不可超过25毫升。

【功效】补肾壮阳，收涩止遗。用于治疗遗精，早泄，小便频繁等证。

玉竹
能代替人参的补虚良药

释义 • 别名 • 性味 • 功效主治 • 应用指南 • 养生药膳

释义 它的根横生，似黄精但稍微小些，黄白色，性柔多须。它的叶像竹叶，两两相对。可以采根来种植，很容易繁殖。嫩叶和根都可煮淘食用。它生长在山谷，又叫玉竹、地竹。

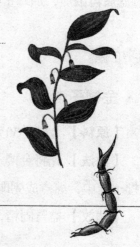

别名 女萎、葳蕤、委萎、萎香等。

性味 味甘，性平，无毒。

功效主治

中风急性热病，身体不能动弹，跌筋结肉，久服可消除黄褐斑，容光焕发，面色润泽，使身体年轻不易衰老。主心腹结气，虚热湿毒腰痛，阴茎受寒，及眼痛眦烂流泪。时疾寒热，内补不足，去虚劳客热。头痛不安，加量用，很有效。补中益气，除烦闷，止消渴，润心肺，补五劳七伤虚损，腰脚疼痛，天行热狂。服食不用忌讳。服诸石人有不适反应的，可煮萎蕤水喝。

应用指南

1.**治赤眼涩痛**：萎蕤、赤芍药、当归、黄连等份，煎汤熏洗。

2.**治眼见黑花**：用萎蕤焙四两，每服二钱，水一盏，入薄荷二叶，生姜一片，蜜少许，同煎七分，卧时温服，日一服。

3.**治小便卒淋**：萎蕤一两，芭蕉根四两，水两大碗，煎一碗半，入滑石二钱，分三服。

4.**治发热口干**：小便涩，可用萎蕤五两，煎汁饮之。

养生药膳

• 玉竹炖猪心 •

【原料】 玉竹50克，猪心400克，姜片5片，葱段2段，花椒、鸡精、卤汁各适量。

【做法】 玉竹洗净，切成段；猪心剖开洗净，将玉竹、猪心、姜片、葱段、花椒同置于沙锅中，用中火煮至猪心六七成熟，加入卤汁、鸡精，煮至猪心熟烂即成。

【功效】 安神宁心，养阴生津，润燥止渴。冠心病患者可常用。

• 玉竹山药黄瓜汤 •

【原料】 玉竹15克，山药15克，黄瓜100克。

【做法】 把山药洗净，切片，黄瓜洗净，切成块，然后一起放在锅内，加入适量的水和食盐，用武火烧沸，再改用文火煮30分钟即可，吃山药、黄瓜，喝汤。

【功效】 具有补脾益胃，清热润肺的功效。适宜于痰少而黏，烦渴多饮，口干舌燥，大便干结等，上消之消渴症。

丝瓜络 通经活络，祛寒利湿

$$释 义 \cdot 别 名 \cdot 性 味 \cdot 功效主治 \cdot 应用指南 \cdot 养生药膳$$

释义 为葫芦科植物丝瓜或粤丝瓜的成熟果实的维管束。药材为丝状维管束交织而成，多呈长棱形或长圆筒形，略弯曲，长30～70厘米，直径7～10厘米。表面淡黄白色。体轻、质韧，有弹性，不能折断。横切面可见子房3室，呈空洞状。

别名 丝瓜筋、丝瓜布、丝瓜瓤。

性味 味苦，性凉。

功效主治

通经活络，解毒消肿。主治胸胁疼痛、痹痛拘挛、乳汁不通、肺热咳嗽。

应 用 指 南

1.治胸痹、心气痛：丝瓜络三钱，橘络一分，薤白、丹参各二钱，水煎服。

2.治风湿性关节痛：丝瓜络三钱，忍冬藤四钱，威灵仙二钱，鸡血藤三钱，水煎服。

3.治手臂痛：丝瓜络三钱，秦艽一钱，羌活一分，红花一钱，水煎服。

4.治中风后半身不遂：丝瓜络、怀牛膝各二钱，桑枝、黄芪各六钱，水煎服。

5.治乳少不通：丝瓜络六钱，无花果一两，炖猪蹄或猪肉，服用。

6.治胸胁疼痛：炒丝瓜络、赤芍、白芍、延胡索各二钱，青皮一钱，水煎服。

7.治咳嗽多痰，胸胁痛：老丝瓜络烧存性，研细。白糖拌服，每次2克，每日2~3次，温开水送服。

8.治慢性腰痛：丝瓜络切碎，焙成焦黄，研末，每日1个，分2次服，加黄酒少许冲服。

9.治湿疹：丝瓜络一两，水煎后，熏洗患处。

养 生 药 膳

• 丝瓜络酒 •

【原料】 丝瓜络50克，白酒500毫升。

【做法】 将丝瓜络放入白酒中浸泡7天，去渣服用，每次15克，每日2次。

【功效】 通经活络，祛风利湿，治疗腰痛效果较好。

白术
除湿益气，和中补阳

(释 义) • (别 名) • (性 味) • (功效主治) • (应用指南) • (养生药膳)

释义 春天开始生苗，青色没有枝丫，茎好像蒿秆状，青红色，大约高二三尺。夏天开花，紫绿色，也有黄白色的，根的形状像姜，皮是黑色的，心是黄白色，中间有紫色的膏液。它的根可以吃，嫩苗也可以吃。

别名 山蓟、马蓟、山姜、山连等。

性味 味甘，性温，无毒。

功效主治

健脾益气，燥湿利水，止汗，安胎。风寒温痹，死肌痉疸，止汗除热消食。主大风在身面，风眩头痛，目泪出，消痰水，逐皮间风水结肿，除心下急满，霍乱吐下不止，利腰脐间血，益津液。暖胃消谷嗜食。治心腹胀满，腹中冷痛，胃虚不利，多年气痢，除寒热，止呕逆、反胃，利小便。主五劳七伤，补腰膝，长肌肉。治潜匿于两胁之间的积块，妇人腹内积块。除湿益气，和中补阳，消痰逐水，生津止渴，止泻痢，消足胫湿肿，除胃中热、肌热。辅佐于枳实，可消气、分痞满；辅佐于黄芩，可安胎清热。

本草纲目养生治病一本通

应用指南

1.治胸膈烦闷：白术末，水服方寸匕。

2.治中风口噤：不醒人事者，可用白术四两、酒三升，合煮一升，顿服。

3.治产后中寒：全身寒冷强直，口不能言，不识人，用白术四两，泽泻一两，生姜五钱，水一升，煎服。

4.治自汗不止：白术末，饮用方寸匕，每日二次。

5.治脾虚盗汗：白术四两，切片，以一两与黄耆炒，一两同牡蛎炒，一两同石斛炒，一两同麦麸炒，将白术拣出，研末，每服三钱，食用粟米汤下，每日三次。

6.治脾虚泄泻：白术五钱，白芍药一两，冬月用肉豆蔻煨为末，用米饭做成梧桐子大小的丸，每次用米汤饮下五十丸，每日二次。

养生药膳

• 白术猪肚粥 •

【原料】粳米100克，炒白术30克，槟榔10克，猪肚200克，姜片、香油、酱油各少许。

【做法】将猪肚洗净，切成小块，与炒白术、槟榔、姜片一齐下锅，加适量清水煎煮，猪肚熟烂后停火，捞出猪肚，去渣取汁；粳米淘洗干净，放入白术汤汁中，再放入猪肚，熬煮成粥后，淋上香油、酱油调匀即成。分早、晚2次吃，5天为1个疗程。

【功效】健脾益气，祛寒除湿，和中助阳。

艾叶

回阳理气治百病

本草纲目养生治病一本通

释义 · 别名 · 性味 · 功效主治 · 应用指南 · 养生药膳

释义 艾生长在田野间，到处都有，但以覆盖在道上及向阳的为最好。初春遍地生苗，茎似蒿，叶背呈白色，以苗短的为良。三、五月采叶晒干，陈久方可用。

别名 冰台、医草、黄草、艾蒿等。

性味 味苦，性微温，无毒。

功效主治

用于灸百病。也可煎服。主吐血腹泻，阴部生疮，妇女阴道出血，利阴气，生肌肉，辟风寒，使人得子，煎时勿要见风。捣汁服，止伤血、杀蛔虫。主衄血下血，脓血痢，水煮及丸散任用。止崩血，肠痔血。

应用指南

1.治伤害时气：干艾叶三升，水一斗，煮一升，顿服取汗。

2.治中风口噤：熟艾灸承浆穴、颊车穴，各五壮。

3.治误吞铜钱：艾蒿一把，水五升，煎一升，顿服便下。

4.治风虫牙痛：化蜡少许，摊在纸上，铺开艾叶，用筷子将艾叶卷成筒，烧烟，左右熏鼻吸烟满口，呵气，即终止肿消。

5.治鼻血不止：用艾灰吹入鼻中，也可将艾叶煎服。

6.治盗汗不止：用熟艾二钱，白茯神三钱，乌梅三个，水一盅，煎八分，临睡前温服。

7.治中风口：用五寸长的苇筒，一头放入耳内，四面密封，外用艾灸。患左灸右，患右灸左。

8.治咽喉肿瘤：用青艾和茎叶一小把，用醋捣烂，敷于喉上。

养生药膳

·艾叶阿胶粥·

【原料】阿胶15克，干艾叶8克，大米80克，红糖适量。

【做法】先将干艾叶熬煮成汁，去渣，留汁；大米淘洗干净；阿胶捣碎；将大米、阿胶、红糖一同放入艾叶汤中，熬煮成粥即可，每日早、晚各1次。

【功效】理气解郁，温经止血，开窍散瘀。

龙胆

驱散一切盗汗、自汗

释义 • 别名 • 性味 • 功效主治 • 应用指南 • 养生药膳

释义 宿根为黄白色,下边抽出须根有十余根,似牛膝但有点短。直着向上生出苗,高有一尺左右。四月长出像嫩蒜一样的东西,细茎像小竹枝。七月开出像牵牛花一样的花朵,为青碧色,呈铃屏状。冬后结籽以后,便枯萎了。另有山龙胆,味苦涩,其叶经霜雪不凋,与草龙胆同类而别种。

别名 陵游、草龙胆等。

性味 味苦、涩,性大寒,无毒。

功效主治

骨间寒热,惊痫邪气,续绝伤,定五脏,杀蛊毒。除胃中伏热,时气温热,热泄下痢,祛肠中小虫,益肝胆气,止惊惕。久服益智不忘,轻身耐老。治小儿壮热骨热,惊痫入心,时疾热黄,痈肿口疮。客忤疳气,热病狂语,明目止烦,治疮疥。去目中黄及睛赤肿胀,瘀肉高起,痛不可忍。退肝经邪热,除下焦湿热之肿,泻膀胱火。疗咽喉痛,风热盗汗。

应用指南

1.**治伤寒发狂**：草龙胆为末，入鸡子清、白蜜、化凉水服二钱。

2.**治四肢疼痛**：山龙胆根细切，用生姜自然汁浸一宿，去其性，焙干捣末，水煎一钱匕，温服之。

3.**治一切盗汗**：不论妇女、小孩儿盗汗，还是伤寒后盗汗不止，可用龙胆草研末，每服一钱，猪胆汁三两滴，入温酒少许调服。

4.**治小儿盗汗**：身体发热，可用龙胆草、防风各等份，为末。每服一钱，米饮调下，也可以做成丸来服。

5.**治暑行目涩**：生龙胆捣汁一合，黄连二寸切烂浸汁一匙，和点之。

6.**治蛔虫攻心**：感到刺痛，吐清水，龙胆一两，去头锉，水二盏，煮一盏，隔夜勿食，平旦顿服之。

养生药膳

• 龙胆菊花茶 •

【原料】龙胆草3克，野菊花3～5朵，泽泻18克，冰糖适量。

【做法】将上述药材稍微冲洗，沥干水分，放入茶壶中，冲入沸水，加盖闷10～15分钟，茶杯中放一块冰糖，冲入泡好的汤汁，待冰糖溶化，即可饮用，可反复冲泡3～5遍。

【功效】泻肝火，清湿热，利水，缓解盗汗、自汗症状。

防风

帮助身体抵御风邪的屏障

释义 • 别名 • 性味 • 功效主治 • 应用指南 • 养生药膳

释义 茎和叶子都为青绿色，茎的颜色稍深一点，叶的颜色稍淡一点，有点像青蒿，但显得短小。春初呈嫩紫红色，五月开细白花，中心攒聚作大房，有点像莳萝花。果实像胡荽子但比较大，根为土黄色，与蜀葵根相类似，二月、十月采之。使用时以黄而润者为佳，白者多沙条，效果不佳。

别名 铜芸、茴芸、茴草、屏风、百枝、百蜚等。

性味 味甘，性温，无毒。

功效主治

风证眩痛，能除恶风风邪，目盲不能看物，风行周身，骨节疼痛，久服可使身体轻盈。胁痛胁风，偏头风，四肢挛急，虚风内动。治三十六种风证，男子一切劳伤，补中益神，风赤眼，因冷引起的流泪不止及瘫痪，通利五脏关脉，治五劳七伤，羸损盗汗，心烦体重，能安神定志，匀气脉。治上焦风邪，泻肺实，散头目中滞气，经络中留湿，主上部见血。搜肝气。

应用指南

1.**治自汗不止**：防风去芦为末，每服二钱，浮麦煎汤服。

2.**治睡中盗汗**：防风二两，芎䓖一两，人参半两，为末，每服三钱，临卧饮下。

3.**治消风顺气**：老人便秘，可用防风、枳壳麸炒各一两，甘草半两，为末，每食前白汤服二钱。

4.**治偏正头风作痛**：防风、白芷等份制成末，炼成弹子般大小的蜜丸，每次嚼一丸，用茶送下。

5.**治妇人崩中**：独圣散：用防风去掉芦头，烤红后碾成末，每服一钱，以面糊调和，用酒调服，或者是把末放入面糊、酒中一同服下。此药屡经效验，不可等闲视之。

养生药膳

• 葱白防风粥 •

【原料】防风10克，葱白3段，粳米100克。

【做法】将防风煮水20分钟，去渣取汁；粳米淘洗干净，放入防风汁中，熬煮成粥，待粥将熟时加入切成段的葱白，煮成稀粥，趁热服食。

【功效】发汗解热，祛风解表，除湿止痛。

海参 补肾、养血、壮阳的圣药

释义 · 别名 · 性味 · 功效主治 · 应用指南 · 养生药膳

释义 海参是一种名贵海产动物，因补益作用类似人参而得名。海参体呈圆柱形，口在前端，口周围有触手，肛门在后端。海参的生长区域很广阔，遍布世界各海洋。其肉质软嫩，营养丰富，滋味腴美，风味高雅，是久负盛名的名馔佳肴，是海味"八珍"之一，与燕窝、鲍鱼、鱼翅齐名，在大雅之堂上往往扮演着"压台轴"的角色。

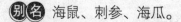

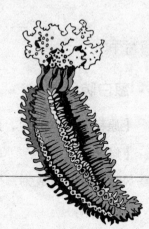

别名 海鼠、刺参、海瓜。

性味 味甘、咸，性微寒。

功效主治

补肾益精，养血润燥，滋阴壮阳。用治遗精、精血亏损；虚弱劳怯；阳痿；梦遗；肠燥便秘；肺虚咳嗽咯血，肠风便血，外伤出血等。

应用指南

1.**治肺结核咯血**：海参1个，白及粉9克。将海参洗净，与白及粉一同放入锅内，加适量水煎煮，吃海参喝汤。

2.**治腰痛、梦遗、泄精**：海参一斤，当归（酒炒）、破故纸、龟板、鹿角胶（烊化）、枸杞子各四两，羊肾十对，杜仲、菟丝子各半斤，胡桃肉二百个，猪脊髓十条，共研细末，鹿角胶和丸。每服四钱，温酒送下。

3.**治便秘，大便秘结**：海参一两，木耳四钱，猪大肠1条，调味品少许。将海参水发，大肠洗净，切段，木耳水发，然后入锅加水，煮熟后加调味品，即可服用。

养生药膳

• 海参炒黄鱼片 •

【原料】海参30克，黄鱼1条，植物油适量，白酒、姜丝、盐各少许。

【做法】将海参泡发，切片；黄鱼去内杂，洗净，切片；锅内倒油烧至七成热时，下海参、黄鱼片同炒，加酒、姜、盐调味，炒至熟烂后即可盛盘，搭配主食食用。

【功效】补肾益精，益气填精，肾阳不足者可常食，还可调节阳痿。

芡实 固肾涩精，补脾止泻

释义 · 别名 · 性味 · 功效主治 · 应用指南 · 养生药膳

释义 苗生水中，大时茎长达一丈余，中空有丝，嫩时剥皮可食，荷叶贴在水面上，比荷叶大，有皱纹，叶面呈青色而背面呈紫色带刺，五六月开紫花，花开时面向阳光结苞，苞上有青刺。花在苞顶，也如鸡喙。剥开后有软肉裹子，壳内有白米，形状如鱼目。七八月成熟。

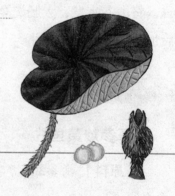

别名 鸡头、雁头、鸿头。

性味 味甘、涩，性平，无毒。

功效主治

固肾涩精，补脾止泄。主治风湿性关节炎、腰背膝痛。补中益气，提神强志，令人耳目聪明。久服令人轻身不饥。还能开胃助气及补肾，治小便频繁，遗精，脓性白带。作粉食用，益人。但小儿不宜多食，不益脾胃，很难消化。

应用指南

1.治思虑、色欲过度，损伤心气，小便频数，遗精：回精丸：用秋石、白茯苓粉、莲肉各二两为末，蒸枣和成梧桐子大小的丸，每次服三十丸，空腹时用盐汤服下。

2.益精气，强意志，利耳目：用芡实三合，煮熟后去壳，粳米一合煮粥，每天都空腹食用。

3.治妇女带下症：白果、芡实、薏仁、山药各半两，土茯苓四钱，地骨皮、车前子各二钱，黄柏二钱，水煎服用。

4.治老幼脾肾虚热及久痢：芡实、山药、茯苓、白术、莲肉、薏苡仁、白扁豆各四两，人参一两。俱炒燥为末，白汤调服。

养生药膳

• 补肾固精鸭汤 •

【原料】鸭肉500克，排骨10克，牡蛎8克，芡实50克，蒺藜子、莲须各80克，鲜莲子50克，盐少许。

【做法】将莲须、蒺藜子、排骨、牡蛎放入纱布包中，扎紧；鸭肉洗净，放入沸水焯一下，去除血水；将莲子、芡实冲净，沥干水分。将备好的所有食材一同放入沙锅中，加适量清水至没过所有的材料。武火煮沸，再转文火炖煮40分钟，至鸭肉熟烂，加少许盐调味即成。

【功效】补肾益气，固精壮阳，温阳湿精。

肉苁蓉 帮男性补肾壮阳的"沙漠人参"

释义 • 别名 • 性味 • 功效主治 • 应用指南 • 养生药膳

释义 三四月挖出它的根，有一尺余，把中央好的部分截取三四寸，用绳子穿起来阴干，八月份即可用。据说是野马精落地而生。生时似肉，形扁宽，柔润，多花且味道鲜美。生于北方的形短而少花。

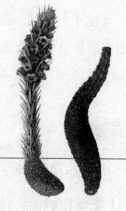

别名 肉松容、黑司命等。

性味 味甘，微温，无毒。

功效主治

五劳七伤，补中，除阴茎寒热痛，养五脏，强阴益精气，增强生育力，妇女腹内积块。久服则轻身益髓，容颜光彩，益寿延年。大补壮阳，日御过倍。治女人非经期阴道内大量出血，男子脱阳不举，女子脱阴不孕，润五脏，长肌肉，暖腰膝，治男子泄精带血，女子带下阴痛。

应用指南

1.补益劳伤： 精神不振，面色发黑者，用肉苁蓉四两，水煮到烂的时候，把精羊肉切成薄片，分为四度，下五味，以米煮粥空腹食。

2.治肾虚白浊： 将肉苁蓉、鹿茸、山药、白茯苓等份，研末，用米糊做成梧桐子大的丸，每次用枣汤服三十丸。

3.治消中易饥： 将肉苁蓉、山茱萸、五味子等研为末，和蜜为丸如梧桐子大小，用酒每次服二十丸。

养生药膳

• 肉苁蓉羊肉粥 •

【原料】 肉苁蓉10克，羊肉50克，大米80克，葱末、姜末、盐各适量。

【做法】 将肉苁蓉洗净，放入锅中，加适量清水，煎煮成汤汁，去渣备用；羊肉洗净，在沸水中焯煮一下，去除血水，再洗净切丝；大米淘洗干净，放入锅中，加入羊肉丝，倒入煮好的肉苁蓉汁同煮，成粥时，加入姜末、葱末、盐调味，拌匀即成。

【功效】 补肾助阳，养胃醒脾，益精润肠。经常虚寒发冷者可常食，男女效果均佳，有腹泻者忌食。

• 肉苁蓉菟丝酒 •

【原料】 肉苁蓉30克，菟丝子20克，白酒500克。

【做法】 将肉苁蓉、菟丝子放入白酒内浸泡后饮用。

【功效】 补益劳伤，强阴益精气。

菟丝子
缠绕在树枝上的补肾药

释 义 · 别 名 · 性 味 · 功效主治 · 应用指南 · 养生药膳

释义 夏天开始生长，刚开始生长的时候如同细丝，遍地不能自起，碰到其他草梗则缠绕而上，寄生在空中。无叶，有白色微红的花，非常香，结的果实如秕豆而细，为黄色，生长在地梗上的最佳。

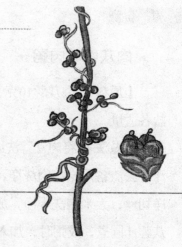

别名 菟缕、菟累、菟芦、赤网、玉女、野狐丝、金线草等。

性味 味辛、甘，性平，无毒。

功效主治

续绝伤，补不足，益气力，肥健人。养肌强阴，坚筋骨，主茎中寒，精自出，溺有余沥，口苦燥渴，寒血为积。久服明目轻身延年。治男女虚冷。添精益髓，去腰疼膝冷，消渴热中。久服去面上黑斑。悦颜色。补五劳七伤。治鬼交泄精，尿血，润心肺。补肝脏风虚。

应用指南

1.**治消渴不止**：菟丝子煎汁，任意饮之，直到治愈。

2.**治阳气虚损**：用菟丝子、熟地黄等份，为末，酒糊梧桐子大。每服五十丸。气虚，人参汤下。气递，沉香汤下。

3.**治白浊遗精**：茯菟丸。治思虑太过，心肾虚损，真阳不固，渐有余沥，小便白浊，梦寐频泄：菟丝子五两，白茯苓三两，石莲肉二两，为末，酒糊丸梧子大，每服三五十丸，空腹盐汤下。

养生药膳

• 菟丝子红糖粥 •

【原料】菟丝子30克，粳米100克，红糖适量。

【做法】将菟丝子浸泡15分钟，换水洗净直接放入沙锅内，加入清水适量，水煎约30分钟，取汁去渣，备用；粳米洗净，放入锅中，加入菟丝子汁和清水，武火煮沸，转文火煮30分钟。待粥将成时，加入红糖调味即可。

【功效】补肝肾，补血明目。

• 菟丝子煲鸡汤 •

【原料】菟丝子、山药、杜仲各取20克，净鸡1只。

【做法】把菟丝子、山药、杜仲用纱布袋子包好，放到锅里和鸡一起煨。1小时后，将包有中药的袋子取出，煲鸡汤的其他佐料可按照自己喜爱的口味放。

【功效】具有益气养心、养颜抗衰的作用。

淫羊藿 补肾阳，壮筋骨，祛风湿

释义 · 别名 · 性味 · 功效主治 · 应用指南 · 养生药膳

释义 淫羊藿为多年生草本，根茎长，横走，质硬，须根多数。叶为二回三出复叶，小叶九片，有长柄，小叶片薄革质，卵形至长卵形，先端尖，边缘有刺毛状细齿，侧生叶，外侧呈箭形，叶面无毛，叶背面有短伏毛。三月开花，花白色，组成圆锥形花序生于枝顶；花瓣四片；雄蕊四片。秋季结果，果卵圆形，长约一厘米，内有多数黑色种子。地上部分于夏、秋季采收，晒干备用。

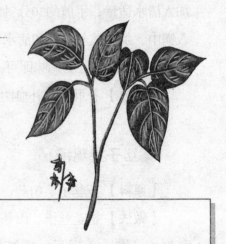

别名 铁菱角、钢丝草、刚前、仙灵脾、千两金。

性味 味辛、甘，性温。

功效主治

补肾阳，强筋骨，祛风湿。主治阳痿、遗精、早泄、精冷不育、尿频失禁、腰膝酸软、半身不遂、四肢不仁、肾虚喘咳。

应用指南

1.治肾虚阳痿、腰膝痿软：淫羊藿100克，用白酒约500毫升浸泡。每次饮一小杯。本方专以淫羊藿温肾壮阳。

2.治阳痿、遗精早泄、肢冷畏寒：鲜淫羊藿250克，将上药加清水适量，煎煮30分钟，去渣取汁，与2000毫升开水一起倒入盆中，先熏蒸阴部，待温度适宜时泡洗双脚，每日早、晚各一次，每次熏泡40分钟。10天为1个疗程。

养生药膳

• 淫羊藿牡蛎汤 •

【原料】淫羊藿9克，太子参15克，牡蛎肉50克，大枣5枚，姜片、盐各少许。

【做法】将淫羊藿、太子参、牡蛎肉、大枣分别洗净，放入沙锅中，加适量清水，烧沸后，加入姜片，转文火炖约2小时，放少许盐调味，即可饮汤吃牡蛎肉。

【功效】滋阴壮阳，补肾固精。

• 二仙粥 •

【原料】淫羊藿9克，仙茅4克，粳米100克，冰糖20克。

【做法】将淫羊藿、仙茅加水煎煮，先后煎、滤两次，将两次药液对在一起，放入锅内，再加粳米、清水，武火烧混后，转为文火慢煮，待米烂后加入冰糖，几分钟后即成。

【功效】是补肾阳的药膳，能温肾阳、补骨髓、泻肾火，适用于肾阳不足而致阳痿、早泄、腰酸膝冷等症。

韭菜 全身都是宝的"起阳草"

释义 · 别名 · 性味 · 功效主治 · 应用指南 · 养生药膳

释义 一年可割三四次，只要不伤到它的根，到十一二月用土盖起来，第二年三四月来临之前又开始生长，一丛一丛地生长，叶长得茂盛，韭叶颜色翠绿。韭菜作为菜，可生吃、熟吃，可腌制或贮藏，是最有益于身体的蔬菜。

别名 起阳草、长生韭、壮阳草、扁菜。

性味 味辛、微酸、涩，性温，无毒。

功效主治

归心，安抚五脏六腑，除胃中烦热，对病人有益，可以长期吃。另有归肾壮阳，止泄精，温暖腰部膝部可治吐血咳血，鼻血，尿血，及妇女月经不调，跌打损伤和呃噎病。

应 用 指 南

1.**消散胃中瘀血方**：将韭菜捣成汁澄清后，和小儿的尿一起喝下。

2.**治急性痢疾**：韭菜和鲫鱼一同煮来吃。

3.**治胸部疼痛**：将生韭菜捣汁服，解各种药物的毒性。

4.**治狂犬、毒蛇、蝎子、毒虫咬伤**：韭菜捣烂后，局部外敷，解它的毒性。

5.**治胸膈噎气**：把韭菜炸熟和盐醋空腹吃十顿。

养 生 药 膳

• **胡桃肉炒韭菜** •

【原料】韭菜200克，胡桃肉50克，菜油、盐各适量。

【做法】将韭菜洗净，切段；胡桃肉洗净后用香油炸黄，然后加入韭菜翻炒，炒熟后停火即成。

【功效】温补肾阳，润肠通便，治疗腰膝酸痛、大便秘结、肾阳虚弱、阳痿早泄等症。

• **鲜韭汁** •

【原料】韭菜500克，红糖适量。

【做法】将韭菜捣碎，绞取汁液。每次服50～100毫升，每日3次。加红糖调味。

【功效】散瘀止痛。可用于噎膈，胃脘作痛。

牛膝
活血通经、补肝肾强筋骨的良药

（释 义）·（别 名）·（性 味）·（功效主治）·（应用指南）·（养生药膳）

释义 春天生苗，茎高约二三尺，青紫色，有节如鹤膝及牛膝的样子。叶子尖圆，好像钥匙，两两相对而生，在节上生花作穗，秋天结很细的果实。入药以根非常大、长约三尺而且柔润者为上等。茎叶亦可单独入药。

别名 牛茎、百倍、山苋菜、对节菜等。

性味 味苦、酸，性平，无毒。

功效主治

　　由寒湿引起的四肢无力、麻木，老年人阵发性寒战、高热、小便涩痛及各种疮、四肢痉挛、膝痛不能屈伸。可逐血气，疗伤热火烂，堕胎。长期服用轻身耐老。疗伤中气虚、男子生殖器痿缩、老年人小便失禁。能补中气不足，益精而利阴气，实骨髓，止头发变白，除头痛和腰脊痛，妇女月经不调。治阳痿，补肾，助十二经脉，逐恶血；治腰膝无力，破腹部结块，排脓止痛。产后心腹痛及流血不止，落死胎。还可强筋，补肝脏气血不足。将牛膝的茎、叶同肉苁蓉泡酒服，益肾。治久疟、恶寒发热、五淋、尿血、阴茎痛，腹泻，咽喉肿痛及舌生疮、牙齿肿痛，恶疮折伤。非常虚弱的病人，加量使用。

应 用 指 南

1.治扁桃体炎：新鲜牛膝根一把，艾叶七片，和人乳一起捣后取汁，灌入鼻内，一会儿痰涎从口鼻中流出，病即愈。没有艾叶也可以。另一方法是将牛膝捣汁，和陈醋灌入喉内。

2.治胞衣不出：用牛膝八两，葵子一合，水九升，煎至三升，分三次服用。

3.治消渴不止，下元虚损：牛膝五两研为末，用生地黄汁五升浸泡，日晒夜浸，以汁干为度，制成梧桐子大的蜜丸，每次空腹温酒送下三十丸。

4.治女人阴部肿痛：牛膝五两，酒三升，煮取一升半，去掉滓后分三次服。

5.治折伤及闪挫伤：将杜牛膝捣碎，敷盖在患处。也可治无名恶疮。治小便带血：用牛膝根煎浓汁，每天饮五次就能好。

养 生 药 膳

• 牛膝乳鸽汤 •

【原料】牛膝10克，韭菜籽12克，淫羊藿10克，乳鸽1只，料酒、盐、姜片、葱段、胡椒粉、鸡汁各适量。

【做法】将牛膝、韭菜籽、淫羊藿放入纱布包中，扎紧口；乳鸽宰杀，去毛、内脏和爪，洗净，去除血水；将乳鸽与中药包一同放入沙锅中，加适量清水（水要没过乳鸽），武火烧沸，加入姜片、鸡汁、料酒、葱段，转文火熬煮约1小时，加入盐、胡椒粉调味即成。

【功效】补肝肾，益精血，祛风解毒。有助于早泄患者调养身体。

蛇床子

温肾壮阳、散寒祛风的灵药

释 义 · 别 名 · 性 味 · 功效主治 · 应用指南 · 养生药膳

释义 一年生草本，高30～80厘米。茎直立，有分枝，表面有纵沟纹，疏生细柔毛。叶互生，2～3回羽头细裂，最终裂片线状披针形，先端尖锐；基生叶有长柄，柄基部扩大成鞘状。复伞形花序顶生或腋生；总苞片8～10片，线形；花白色，花柱基短圆锥形，花柱细长，反折。双悬果宽椭圆形，果棱具翅。

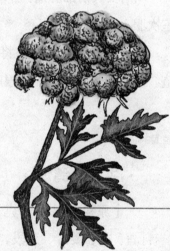

别名 野茴香、野胡萝卜、拉拉夫得。

性味 味苦，性平，无毒。

功效主治

温肾壮阳，散寒祛风，燥湿杀虫。主治阳痿，官冷不孕，寒湿带下，湿痹腰痛，阴部湿痒，湿疹，疥癣，腹胀，嗳气，胃寒，皮肤瘙痒，阴道滴虫病，痔疮，关节疼痛等。

本草纲目养生治病一本通

应用指南

1.**治阳事不起**：用蛇床子、五味子、菟丝子，等份为末，加炼蜜做成丸子，如梧子大。每服三十丸，温酒送下。一天服三次。

2.**治男子阴肿、胀痛**：用蛇床子研为末，加鸡蛋黄调匀敷患处。

3.**治赤白带下，月经不来**：用蛇床子、桔白矾，等份为末，加醋、面和成丸子，如弹子大，胭脂为衣，棉裹后纳入阴道中。一天换药一次。

4.**治小儿癣疮**：用蛇床子末加猪油调匀，搽疮上。治脱肛：用蛇床子、甘草各一两，研细。每服一钱，白开水送下。一天服三次。同时，用蛇床子末搽患处。

5.**治痔疮**：用蛇床子煎汤熏洗。

养生药膳

● 蛇床子粥 ●

【原料】蛇床子12克，大米80克，白糖适量。

【做法】将蛇床子洗净，放入沙锅中，加适量清水浸泡5～10分钟，再水煎成汁，去渣留汁；大米淘洗干净，放入药汁中，对少许清水，熬煮成粥，待熟时调入白沙糖拌匀，再煮片刻即成，每日1剂。

【功效】温肾壮阳，燥湿杀虫。阳痿、早泄的患者可连续服食，病情可得到缓解。

第四章

日常保健，对症治疗

日常生活中，谁没有个头疼脑热的，面对这些常见的感冒、发热、咳嗽、痛经、月经不调、风湿痛等病症，不一定只有西药可以治疗，其实中草药一样能调养，只要对症，简单的中草药就能让你『无病一身轻』。

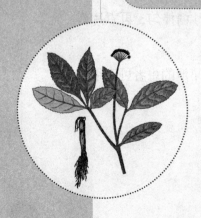

本章看点 ▼

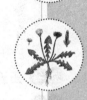

清热解毒与本草

黄连
清热燥湿，泻火解毒

释义 · 别名 · 性味 · 功效主治 · 应用指南 · 养生药膳

释义 苗高一尺，叶似甘菊，四月开黄色的花，六月结像芹子的果实，也是黄色的。生在江南的根像连珠，它的苗经历冬天而凋，叶子像小雉尾草，正月开花像细穗，淡白微黄色。六七月份可以采。

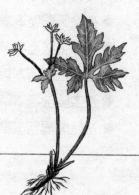

别名 王连、支连。

性味 味苦，性寒，无毒。

功效主治

热气，目痛眦伤泪出，明目，肠澼腹痛下痢，妇人阴中肿痛。主五脏冷热，久下泄澼脓血，止消渴大惊，除水利骨，调胃厚肠益胆，疗口疮。治五劳七伤，益气，止心腹痛，惊悸烦躁，润心肺、长肉止血，天行热疾，止盗汗并疮疥。治郁热在中，烦躁恶心，兀兀欲吐，心下痞满。

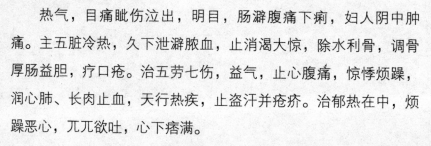

应用指南

1.**治心惊实热**：用黄连七钱，水一盏半，煎一盏，食远温服，小儿减之。

2.**治肝火为痛**：黄连，姜汁炒为末，粥糊丸梧子大，每服三十丸，白汤下。

3.**治骨节积热**：渐渐黄瘦，黄连四分切，以童子小便五大合浸经宿，微煎三四沸，去滓，分为二服。

4.**治破伤风病**：黄连五钱，酒二盏，煎七分，入黄蜡三钱，溶化热服之。

5.**治赤白久痢**：没有寒热现象，只是长时间不止，用黄连四十九个，盐梅七个，入新瓶中，烧烟尽，热研，每服二钱，盐米汤下。

6.**治鸡冠痔疾**：黄连末敷之，加赤小豆末，尤良。

7.**治牙痛恶热**：黄连末掺之，主止。

8.**治口舌生疮**：用黄连煎酒，时含呷之。

9.**治中巴豆毒**：下利不止，黄连干姜等份，为末，水服一匙。

养生药膳

● 黄连米汤 ●

【原料】黄连5克，大米60克。

【做法】先将黄连拣杂，洗净，晒干或烘干，研成细末；大米淘洗干净，用温水浸泡30分钟，放入锅中，加适量清水，熬煮成黏稠米汤，加入黄连末，拌匀，再煮片刻即成。

【功效】清热泻火，健脾开胃，可在感冒期间食用。

玄参
凉血滋阴，清热泻火

释义 • 别名 • 性味 • 功效主治 • 应用指南 • 养生药膳

释义 玄参为多年生草本，其根长圆柱形或纺锤形。茎具四棱，有沟纹。下部叶对生，上部叶有的互生，卵形至披针形，长10～15厘米，边缘具细锯齿，齿缘反卷，骨质，并有突尖。聚伞圆锥花序大而疏散，轴上有腺毛；花萼5裂，裂片边缘膜片；花冠褐紫色，上唇长于下唇；退化雄蕊近圆形。蒴果卵形。花期7～8月，果期8～9月。生长于溪边、山坡林下及草丛中，主产于我国浙江。

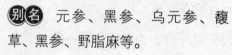

别名 元参、黑参、乌元参、馥草、黑参、野脂麻等。

性味 味甘、苦、咸，性微寒。

功效主治

温热病热和营血、身热、烦渴、舌绛、发斑、骨蒸劳嗽、虚烦不寐、津伤便秘、目涩昏花、咽喉肿痛、瘰疬痰核、痈疽疮毒。肾水受伤，真阴失守，孤阳无根，发为火病，法宜壮水以制火，故玄参与地黄同功。

应用指南

1.治三焦积热：玄参、黄连、大黄各一两，为末，炼蜜丸梧子大，每服三四十丸，白汤下。小儿丸粟米大。

2.治瘰疬初起：玄参（蒸）、牡蛎（醋煅，研）、贝母（去心）各四两。共为末，炼蜜为丸，每服三钱，开水温服，每日二服。

3.治伤寒上焦虚，毒气热壅塞，咽喉连舌肿痛：玄参、射干、黄药各一两，上药捣筛为末，每服五钱，以水一大盏，煎至五分，去滓，不拘时温服。

养生药膳

• 玄参萝卜清咽汤 •

【原料】玄参20克，白萝卜400克，蜂蜜、白酒各少许。

【做法】玄参洗净，沥干水分；白萝卜洗净，切片，放入沙锅中，淋上白酒、蜂蜜，稍腌渍片刻，再加入冷水，武火隔水炖煮1小时即成。

【功效】清热凉血，滋阴解毒，促进胃肠蠕动。

• 玄参粥 •

【原料】玄参15克，大米100克，白糖适量。

【做法】将玄参洗净，放入锅中，加清水适量，水煎取汁，再加大米煮粥，待熟时调入白糖，再煮一、二沸即成，每日1剂。

【功效】凉血滋阴，解毒软坚。

连翘
消肿解毒，"疮家圣药"

释义 · 别名 · 性味 · 功效主治 · 应用指南 · 养生药膳

释义 落叶灌木，高2～4米。枝细长，开展或下垂，嫩枝褐色，略呈四棱形，散生灰白色细斑点，节间空。叶对生，叶片卵形、宽卵形或椭圆状卵形至椭圆形，两面均无毛。3～4月开花，花黄色，通常单朵或二至数朵生于叶腋，花先叶开放；花萼深4裂，边缘有毛；花冠深4裂，雄蕊2枚。7～9月结果，果实卵球形、卵状椭圆形或长卵形，先端喙状渐尖，表面有多数凸起的小斑点，成熟时开裂，内有多粒种子，种子扁平，一侧有翅。果实初熟或熟透时采收。初熟果实蒸熟晒干，尚带青色，称"青翘"；熟透的果实晒干，除去种子及杂质，称"老翘"；其种子称"连翘心"。连翘药用部分主要是果实。

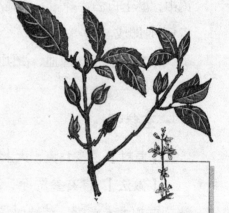

别名 连壳、青翘、落翘、黄花条、空壳、连壳。

性味 味苦，性寒。

功效主治

清热解毒，散结消肿。主治热病初起，风热感冒，咽喉肿痛，发热、心烦、斑疹、丹毒、瘰疬、痈疮肿毒、急性肾炎、热淋等。

应用指南

1.治太阴风温、温热、温疫、冬温，初起但热不恶寒而渴者：连翘、银花各一两，苦桔、薄荷各六钱，竹叶四钱，生甘草五钱，芥穗四钱，淡豆豉五钱，牛蒡子六钱。将上药捣成粉末，每服六钱，鲜苇根汤煎，香气大出即取服，勿过煮。

2.治瘰疬结核不消：连翘、炙甘草、鬼箭羽、瞿麦各等份。上为细末，每服二钱，临卧米泔水调下。

3.治舌破生疮：连翘五钱，黄柏三钱，甘草二钱。水煎含漱。

4.治小儿一切热：连翘、山栀子、防风、炙甘草各等份。上捣罗为末，每服二钱，水一中盏，煎七分，去滓温服。

5.治乳痈，乳核：连翘、蒲公英、川贝母、雄鼠屎各二钱。水煎服。

养生药膳

• 连翘栀子茶 •

【原料】连翘6克，栀子3克，金银花3克，冰糖适量。

【做法】将连翘、栀子、金银花，放入茶壶中，注入沸水，洗茶后，迅速滤出，再注入沸水，加盖闷约10~15分钟，滤出茶汤，加入冰糖，待糖化后，即可代茶频饮。

【功效】疏风，清热，解毒，治疗上呼吸道感染。

地榆
清火明目的凉血药

释义 · 别名 · 性味 · 功效主治 · 应用指南 · 养生药膳

释义 老根在三月里长苗，独茎直上，高三四尺。三月叶子对分长出，似榆叶但稍狭窄、细长一些，像锯齿状，颜色为青色。七月开花，紫黑色。根外黑里红，可用来酿酒。它的叶可以泡茶，味很美。

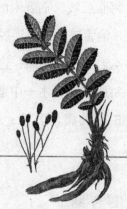

别名 玉豉、酸赭等。

性味 味苦，性微寒，无毒。

功效主治

妇人乳产痛七伤，带下五漏，止痛，止汗，除恶肉，疗金疮。止脓血，诸瘘恶疮热疮，补绝伤，产后内塞，可做金疮膏，消酒，除渴，聪耳明目、轻身，使人肌肤润泽，精力旺盛，不易衰老。止冷热痢、疳积有良效。止吐血、鼻出血，肠风，月经不止，非经期阴道内大量出血，产前产后各种血疾水泻。治胆虚气怯。地榆汁酿的酒，可治风痹，补脑。地榆捣成汁，可涂虎犬蛇虫咬伤。

应用指南

1.**治男女吐血**：用地榆三两，米醋一升，煮开十余次，去滓，饭前服一合。

2.**治血痢不止**：地榆晒干研细，每次二钱，掺在羊血上炙熟吃，以捻头煎汤送下。

3.**治毒蛇伤人**：新鲜地榆根捣汁饮，兼泡患处。

4.**治胃肠风热**：地榆三钱，苍术等份，用水煎服。

5.**治虎犬咬伤**：地榆煮汁饮，并为束敷之。

6.**治下痢赤白相兼**：骨瘦如柴，地榆一斤，水三升，煮至一升半，去滓，再煎直至如稠汤，每日服三合。

养生药膳

● 地榆三七汤 ●

【原料】地榆100克，三七花10克，清汤、盐、味精各适量。

【做法】将地榆洗净，沥干水分；三七花洗净，放入沙锅中，加入清汤、盐烧沸，再放入地榆，再次烧沸，起锅时加味精拌匀即成。

【功效】清热解毒，平肝降压，凉血止血。

● 地榆粥 ●

【原料】地榆20克，大米100克，白糖适量。

【做法】将地榆择净，放入锅中，加清水适量，浸泡5～10分钟后，水煎取汁，加大米煮粥，待粥熟时下白糖，再煮一、二沸即成，每日1剂，连续3～5天。

【功效】凉血止血，解毒敛疮。

青蒿

酷夏必备的泻暑热良药

释义 · 别名 · 性味 · 功效主治 · 应用指南 · 养生药膳

释义 青蒿二月生苗，茎粗如指而肥软，茎、叶色深青，其叶微似茵陈，而面背俱青，其根白硬；七八月间开细黄花，颇香；结实大如麻子，中有细子。

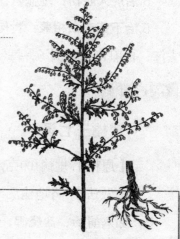

别名 臭蒿、香蒿、黄花蒿、菊叶青蒿、香青蒿。

性味 味苦、辛，性寒。

功效主治

清热解暑，除蒸，截疟，凉血。主治阴虚发热、暑邪发热、骨蒸劳热、疟疾寒热、湿热黄疸、夜热早凉。

应用指南

1.清热解表、利水消食，小儿感冒发热：青蒿、白薇、连翘、淡竹叶、滑石各二钱，麦芽四钱，钩藤一钱，蝉衣半钱，以水煎至150毫升，分三次服用。

2.治夏季热，暑邪：青蒿、薄荷各二钱，生石膏四两，知母一钱，地骨皮三钱，柴胡一钱，甘草一钱，鲜荷叶一片，煎汁代茶饮用。

3.治妇人血气，腹内满及冷热久痢：秋冬用青蒿子，春夏用青蒿苗，捣绞成汁服用。

养生药膳

• 青蒿枸杞鳖汤 •

【原料】 鳖1只（500克左右），枸杞20克，地骨皮25克，青蒿10克，葱、姜、酒、冰糖各适量。

【做法】 青蒿、地骨皮先水煎成汁，备用；甲鱼去内脏洗净，腹中放入枸杞、葱、姜、酒、冰糖，放入沙锅中，加入青蒿地骨皮汁，再对入少许清水，中火熬煮约1小时即成。

【功效】 滋阴清热，解毒凉血。

• 青蒿团鱼汤 •

【原料】 青蒿10克、干桃花10克、黄芪10克、团鱼200克，蜂蜜适量。

【做法】 将青蒿、桃花和黄芪放进沙锅内，加水适量，煎汤，去渣留液，再与团鱼一同放进沙锅内煎煮，如药液过少，再加适量净水，约煎半小时后，温度略低时加进蜂蜜即可。

【功效】 此方有滋阴养颜、补血滋润之功效，适宜女性。

夏枯草
清火降压的凉茶原料

释义 · 别名 · 性味 · 功效主治 · 应用指南 · 养生药膳

释义 多年生草本。茎方形，基部匍匐，高约30厘米，全株密生细毛。叶对生；近基部的叶有柄，上部叶无柄；叶片椭圆状披针形，全缘，或略有锯齿。轮伞花序顶生，呈穗状；小坚果褐色，长椭圆形，具3棱。花期5～6月。果期6～7月。夏季当果穗半枯时采下，晒干。

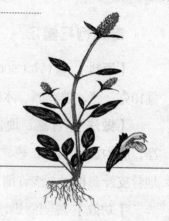

别名 麦夏枯、铁色草、灯笼头、地枯牛、六月干。

性味 味苦、辛，性寒。

功效主治

清肝，散结，利尿，清肝火、降血压。用于治疗瘰病、乳痈、目痛、黄疸、淋病、高血压等症。

应用指南

1.治头晕头痛、目胀、大便秘结：夏枯草、磁石、鱼腥草、山楂、夜交藤各30克，地龙10克，牛膝20克，水煎服，每日1剂，早晚分服。

2.治血崩：用夏枯草研为末，每服一小匙，米汤调下。

3.治产后血晕，心气欲绝：用夏枯草捣烂，绞汁服一碗。

4.治打伤、刀伤：把夏枯草在口中嚼碎后敷在伤处。

5.治瘰疬、乳痈：用夏枯草六两，加水两杯，煎至七成，饭后温服。

6.治肝虚目痛、冷泪不止：用夏枯草半两，香附子一两，共研为末。每服一钱，茶汤调下。

养生药膳

• 夏枯草板蓝根饮 •

【原料】夏枯草20克，板蓝根30克，冰糖适量。

【做法】将夏枯草与板蓝根放入沙锅中，加适量清水，水煎成汁，加入冰糖调味，滤出汤汁，即可饮用。

【功效】清热解毒，凉血散结。淋巴肿痛患者可常饮。

• 夏枯草黄豆汤 •

【原料】夏枯草 50克，棉茵陈60克，干菊花 40克，黄豆80克，片糖120克。

【做法】干菊花用清水冲洗干净；夏枯草、棉茵陈和水发黄豆洗净待用；锅中倒入2000毫升清水，再加入夏枯草、棉茵陈和黄豆煮制30分钟。 最后放入干菊花和片糖，煮制融化。 饮用前捞出夏枯草和棉茵陈即可。

【功效】清热解燥、明目养肝。

半夏

养胃健脾，化痰功能极佳

释义 · 别名 · 性味 · 功效主治 · 应用指南 · 养生药膳

释义 二月生苗，长一茎，茎顶端有三片叶子，浅绿色。很像竹叶，而长在江南的像芍药叶，根下相重，上大下小，皮黄肉白。五、八月采根，以灰裹二日，汤洗晒干。

别名 守田、水玉、地文、和姑。

性味 味辛，性平，有毒。

功效主治

燥湿化痰，痰多咳嗽气逆，痰饮眩晕，风痰肢麻不遂；降逆止呕胃气上逆呕恶；消痞散结胸脘痞闷，梅核气，瘿瘤痰核，痈疽肿毒，又治胃不和卧不安等。主入脾胃兼入肺，能行水湿、降逆气，善祛脾胃湿痰。痰湿所致疾患毕可选用，兼寒者尤宜。既主治脾湿痰壅之痰多咳喘气逆、痰湿上犯之眩晕心悸失眠，以及风痰吐逆、头痛肢麻、半身不遂、口眼歪斜等症；又善治胃气上逆之恶心呕吐、痰湿中阻之胸脘痞闷、气郁痰结咽中如有物阻之梅核气；还可治痰湿凝滞经络或肌肉所致的瘿瘤痰核及痈疽肿毒。

应用指南

1.**化痰镇心**：辰沙半夏丸：用半夏一斤，汤泡七次，为末筛过，以水浸三日、生绢滤去滓，澄清去水，晒干，一两，入辰沙一钱，姜汁打糊丸梧子大。每姜汤下七十丸。

2.**治老人风痰**：半夏泡七次焙，消石各半两，为末，入白面一两捣匀，水和丸绿豆大，每姜汤下五十丸。

3.**治肺热咳嗽**：制半夏、栝楼仁各一两，为末，姜汁打糊丸梧桐子大。每服二三十丸。白汤下。

4.**治白浊梦遗**：半夏一两，洗十次，切破，以木猪苓二两，同炒黄，出火毒，去猪苓，入煅过牡蛎一两，以山药糊丸梧子大，每服三十丸，茯苓汤送下。肾气闭而一身精气无所管摄，妄行而遗者，宜用此方。

5.**治小儿惊风**：生半夏一钱，皂角半钱，为末，吹少许入鼻，名"嚏惊散"，即愈。

养生药膳

• 半夏山药粥 •

【原料】山药40克，半夏30克，大米100克。

【做法】山药研末；半夏煎成汁，去渣；大米淘洗干净，加入山药末、半夏汁，再加入少许清水，熬煮成粥，加入少许白糖调味即成，每日早、晚空腹服食。

【功效】燥湿化痰，降逆止呕。

桔梗

餐桌上的宣肺祛痰药

释义 · 别名 · 性味 · 功效主治 · 应用指南 · 养生药膳

释义 根如小指大小，黄白色，春生苗，茎有一尺多高，叶像杏叶，稍有点长椭圆形。四叶相对而生，嫩时可煮食。六七月开小花，紫绿色，颇似牵牛花。秋后结籽。根细如小指，黄白色的。八月采根，它的根有心。若没有心的便是荠。

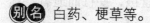

别名 白药、梗草等。

性味 味辛，微温，有小毒。

功效主治

　　胸胁如刀刺般疼痛，腹满肠鸣，惊恐悸气。利五脏肠胃，补血气，除寒热风痹，温中消谷，疗咽喉痛，下蛊毒。治下痢，破血祛积气，消积聚痰涎，祛肺热气促嗽逆，除腹中冷痛，治小儿真气衰弱及惊风。下一切气，止霍乱抽筋，心腹胀痛。补五劳，养气，能除邪气，辟瘟，破腹内积块和肺脓疡，养血排脓，补内漏及喉痹。利窍，除肺部风热，清咽嗌，胸膈滞气及痛。除鼻塞，治塞呕，口舌生疮，赤目肿痛。

应用指南

1.治胸满不痛：桔梗、枳壳等份，水二盅，煎一盅，温服。

2.治伤寒腹胀：此为阴阳不和所致。桔梗、半夏、陈皮各三钱，姜五片，水二盅，煎剩一盅。

3.治牙疳臭烂：桔梗、茴香等份，烧研敷之。

4.治鼻出衄血：桔梗为末，水服一匙，一日四服。

5.治妊娠中恶：心腹疼痛，桔梗一两，水一盅，生姜三片，煎六分，温服。

养生药膳

• 桔梗粥 •

【原料】桔梗10克，大米100克。

【做法】将桔梗择净，放入锅中，加清水适量，浸泡5～10分钟后，水煎取汁，加大米煮粥，待熟即成，每日1剂。

【功效】润肺止咳，肺热久咳、干咳无痰者可常吃。

• 桔梗茶 •

【原料】桔梗10克，蜂蜜适量。

【做法】将桔梗择净，放入茶杯中，纳入蜂蜜，冲入沸水适量，浸泡5～10分钟后饮服，每日1剂。

【功效】化痰利咽，适用于慢性咽炎、咽痒不适、干咳等。

银杏
止咳定喘的佳品

释义 · 别名 · 性味 · 功效主治 · 应用指南 · 养生药膳

释义 最早产于江南，因其形状像小杏，核为白色，所以叫银杏。树高二三丈，叶子像鸭掌形，二月开青白花。在夜间开花，随即谢落。一枝结子百十，状如楝子，经霜就熟烂。去肉取核为果。核两头尖，三棱为雄，二棱为雌。

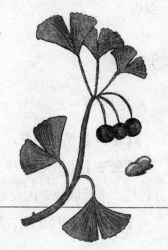

别名 白果、公孙树、鸭脚树、蒲扇。

性味 味甘、苦、涩，性平，有小毒。

功效主治

生吃引疳解酒，降痰，消毒杀虫，熟后吃益人，温肺益气，定喘嗽，缩小便，止白浊。嚼成浆涂鼻脸和手足，治疱黑斑皱裂及疥癣疳阴虱。与鳗鲡鱼一起吃，会患软风。不可多吃。

应用指南

1.治阴虱作痒：阴毛间生虫如虱，或红或白，痒不可忍，生银杏嚼细后，频频擦上。

2.治手足皲裂：生银杏嚼烂，每晚涂。

3.治狗咬：嚼生银杏涂上。

4.治小便白浊：用生银杏十个，擂水喝，每天喝一次，有效即停止。

5.治赤白带下，下元虚惫：银杏、莲肉、红米各半两，胡椒一钱半，制成末。用一只乌骨鸡，把内脏取出后装上药，放在瓦器中煮烂，空腹食用。

养生药膳

• 银杏豆腐炒虾仁 •

【原料】银杏10克，盒装豆腐1/2盒，虾仁250克，鲜干贝4颗，香菇2朵，黄瓜1/2根，酸笋1/2根，姜片、葱段、酒、盐、水淀粉各适量。

【做法】虾仁去壳洗净；鲜干贝用姜片、酒、盐、水淀粉拌匀，热水焯烫至半熟；盒装豆腐切块；银杏洗净；香菇、黄瓜、酸笋分别洗净切块；姜片、葱段爆香，放入所有食材，翻炒至熟，加入少许盐调味，水淀粉勾芡即可。

【功效】止咳平喘，清热解毒，生津润燥。

芦根
小儿肺热咳嗽的常用药

$\boxed{释\ 义}$ · $\boxed{别\ 名}$ · $\boxed{性\ 味}$ · $\boxed{功效主治}$ · $\boxed{应用指南}$ · $\boxed{养生药膳}$

释义 本品为禾本科草本植物芦根的地下茎。全国各地均有分布。春、夏或秋季均可采挖，洗净，切段，鲜用或晒干用。

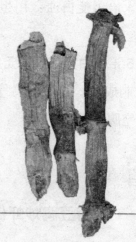

别名 芦茅根、苇根、芦柴根、芦菇根、顺江龙、水蓈蔃、芦通、苇子根、芦芽根、甜梗子。

性味 味甘，性寒。

功效主治

润肺和胃，清热生津，除烦止呕。用于热病烦渴、胃热呕吐、肺热咳嗽、肺痈吐脓、热淋涩痛。

应 用 指 南

1.治肺脓疡：用单味干芦根250克，文火煎两次，取汁分3次服完。

2.治百日咳，咯血：（芦根）30克，卷柏6克，木蝴蝶6克，牛皮冻7.5克。水煎服。

3.治肺痈吐血：鲜芦根1000克，炖猪心肺服。

4.治小儿呕吐，心烦热：生芦根一两。净洗，以水一升，煎取七合，去滓，红米一合，于汁中煮粥食之。

5.治胃气痛吐酸水：芦根15克，香樟根9克。煨水服，一日2次。

6.治咽喉肿痛：鲜芦苇根，捣绞汁，调蜜服。

养 生 药 膳

• 芦根薄荷饮 •

【原料】芦根30克，薄荷5克。

【做法】先将芦根、薄荷叶用清水洗净，芦根切成段。把煮锅洗一洗，放入适量清水，芦根直接放入锅内，盖好锅盖，煎沸10分钟后，再将薄荷投入，片刻即成。

【功效】止咳化痰，利尿消肿，辛凉解表，发汗。

• 生芦根粥 •

【原料】芦根30克，大米50克。

【做法】芦根洗净后放入煲内，加入适量清水武火煮15分钟，隔渣留汁，加入米煮成粥，每日1剂，宜每早空腹服用。

【功效】专治因舌干或牙龈肿烂造成的口臭。

梨

止咳化痰的美味水果

释 义 · 别 名 · 性 味 · 功效主治 · 应用指南 · 养生药膳

释 义 梨树到处都有，树高二三丈，尖叶光滑且有细齿，二月开白色的花，梨的品种很多，有青、黄、红、紫四种颜色。

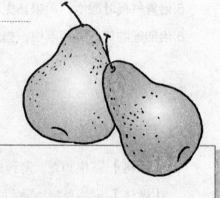

别名 快果、果宗、玉乳、蜜父。

性味 味甘、微酸，性寒，无毒。

功效主治

热嗽，止渴。治咳热，中风不语，伤寒发热，解丹石热气、惊邪。利大小便，除贼风，止心烦气喘热狂。润肺凉心，消痰降火，解疮毒、酒毒。

应用指南

1.**治眼红肿痛**：鹅梨一个捣汁。黄连末半两，腻粉一两，和匀后用布裹好浸入梨汁中，用此梨汁每天点眼睛。

2.**治中风失音**：喝一盏生梨捣的汁，次日再喝。

3.**治痰火咳嗽**：将好梨去核后捣成一碗汁，放入椒四十粒，煎沸后去滓，放黑糖一两，细细含咽即愈。又一方：梨切成片，煎酥吃。

4.**治消渴饮水**：用香水梨或鹅梨，或江南雪梨都可以，取它的汁加蜜水熬成后，用瓶收藏。随时可用白开水调服。

5.**治反胃吐食，药物不下**：取一个大雪梨，将十五粒丁香刺入梨内，再用湿纸包四五层，煨熟吃。

养生药膳

• 川贝鸭梨汁 •

【原料】新鲜鸭梨1个，川贝母10克，银耳6克，冰糖适量。

【做法】银耳泡发，去除根部杂质，撕成片；鸭梨洗净，去皮和核，切片；川贝母洗净；将上述食材一同放入沙锅中，加适量清水，文火熬煮至熟烂，加入冰糖调匀即成。

【功效】润肺止咳，补肾益气，养血生津。肺热咳嗽者可常食。

百部
内服止咳、外用止痒的两用药

释 义 · 别 名 · 性 味 · 功效主治 · 应用指南 · 养生药膳

释义 多年生草本，高60～90厘米。块根肉质，纺锤形，黄白色，几个或数十个簇生。茎下部直立，上部蔓生状。叶4片轮生（对叶百部对生），叶柄长，叶片卵状披针形，长3.5～5厘米，宽2～2.5厘米，宽楔形或截形，叶脉5～7条。5月开花，总花梗直立，丝状，花被4片，浅绿色，卵形或披针形，花开放后向外反卷；雄蕊紫色。蒴果广卵形，种子紫褐色。块根入药，初春或晚秋采挖，洗净，去须根，沸水浸烫至刚透为度，晒干。

别名 百条根、山百部、药虱药、一窝虎、虱姿药等。

性味 味甘、苦，性微温。

功效主治

润肺止咳，杀虫止痒。内服用治一般咳嗽，久咳不已、百日咳及肺痨咳嗽，外用于体虱、头虱、阴部瘙痒、蛲虫病等。

应用指南

1.治肺寒壅嗽，微有痰：百部三两（炒），麻黄，杏仁四十个。上为末，炼蜜丸如芡实大，热水化下，加松子仁五十粒，糖丸之，含化大妙。

2.治寒邪侵于皮毛，连及于肺，令人咳：桔梗一钱五分，炙甘草五分，白藓一钱五分，橘红一钱；百部一钱五分，紫菀一钱五分，水煎服。

3.治卒得咳嗽：生姜汁、百部汁和同合煎，服二合。

4.治暴咳：百部根渍酒，每温服一升，每日三服。

5.治久嗽不已，咳吐痰涎，重亡津液，渐成肺痿，下午发热，鼻塞项强，胸胁胀满，卧则偏左其嗽少止，偏右嗽必连发，甚则喘急，病必危殆：百部、薏苡仁、百合、麦门冬各三钱，桑白皮、白茯苓、沙参、黄耆、地骨皮各一钱五分。水煎服。

养生药膳

• 百部川贝粥 •

【原料】百部10克，川贝5克，杏仁1颗，粳米80克，冰糖适量。

【做法】百部、川贝分别洗净；杏仁用沸水氽去皮、去尖，洗净；粳米淘洗干净；将杏仁、百部、川贝、粳米同放入沙锅中，加适量清水，置武火烧沸，转文火煲煮30分钟，加入冰糖调匀即成。每日1次。

【功效】清肺止咳，化痰生津，预防肺热咳嗽。

款冬花
久咳不愈用款冬

释义 · 别名 · 性味 · 功效主治 · 应用指南 · 养生药膳

释义 叶像葵而大，根呈紫色。在十二月开黄花，有青紫色的花萼，离地一二寸，初出时像菊花的萼，通直而肥实，不结种子。各种草木中只有它不畏冰寒，三四月一到就率先长出。虽被冰雪覆盖，到时也照样发芽生长。

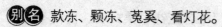

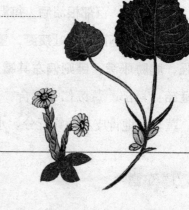

别名 款冻、颗冻、菟奚、看灯花。

性味 味辛，性温，无毒。

功 效 主 治

咳嗽气喘、哮喘及咽喉肿痛，各种惊痫寒热邪气、消渴、呼吸急促。又治肺气及心跳急促、热痨咳、咳声不断、涕唾稠黏，肺部疼痛、吐脓血。能润心肺，益五脏，除烦消痰，清肝聪耳明目、轻身，使人肌肤润泽，精力旺盛，不易衰老，治中风。

应用指南

1.治痰嗽带血：款冬花蒸焙，等份为末，蜜丸龙眼大，每卧时嚼一丸，姜汤下。

2.治口中疳疮：款冬花、黄连等份，为细末，用唾液调成饼子，先以蛇床子煎汤漱口，乃以饼子敷之，少顷，其疮即愈。

3.治痰咳哮喘，遇冷即发：款冬花、麻黄、杏仁、苏子各二钱，水煎服。

4.治肺热风邪咳嗽：款冬花、知母、桑叶、阿胶、麻黄、贝母、苦杏仁、甘草、半夏、生姜各二钱，煎服。

养生药膳

• 款冬花绿茶 •

【原料】款冬花10克，绿茶15克，冰糖适量。

【做法】将款冬花、绿茶、冰糖放入茶壶内，以沸水冲泡，闷浸15分钟后可饮。温服，频饮。

【功效】润肺下气，止咳化痰。慢性支气管炎、肺结核者可常饮。

• 款冬花粥 •

【原料】款冬花10克，大米100克，白糖适量。

【做法】将款冬花择净，放入药罐中，浸泡5～10分钟后，水煎取汁，加大米煮粥，待熟时调入白糖，再煮一二沸即成，每日1剂，连服3～5天。

【功效】可润肺止咳，适用于多种咳嗽、气喘。

甘草

解百毒、调众药的"药中之王"

释 义 · 别 名 · 性 味 · 功效主治 · 应用指南 · 养生药膳

释义 甘草生在陕西、山西、内蒙古，春天生发青苗，有一二尺高，叶子好像槐树的叶，七月份结紫花，果实像毕豆，根长的有三四尺，粗细不等，皮是红色的，采集后去掉芦头及红色的皮，阴干后用，以坚实断理者为上品。

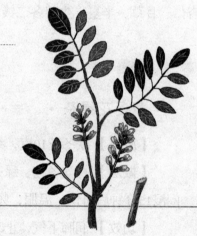

别名 蜜甘、蜜草、粉草、美草、灵通等。

性味 味甘，性平，无毒。

功效主治

五脏六腑寒热邪气，坚筋骨，长肌肉，倍气力，解毒，久服轻身延年。生用泻火热，熟用散表寒，去咽痛，除邪热，缓正气，养阴血，补脾胃，润肺。

应用指南

1.伤寒心悸：可用甘草二两，水三升，煮一半，服七合，每日服一次。

2.小儿羸瘦：甘草三两，炙焦为末，做成绿豆大小的蜜丸，每次用温水服五丸，每日服二次。

3.肺痿久嗽：鼻涕、唾液多，骨节烦闷，寒热，以甘草三两炙，捣为末状，每日取小便三合，调甘草末一钱，服之。

4.冻疮发裂：甘草煎汤洗之，次以黄连、黄檗、黄芩末，入轻粉、麻油调敷。

5.气虚血亏之心动悸、脉结代等症：甘草常与人参、茯苓、白术同用，此即为四君子汤。本品益气又能养心。

6.润肺益气兼祛痰咳喘：甘草与麻黄、杏仁合用，如三拗汤；治风热犯肺之喘咳，甘草与桑叶、菊花、桔梗、杏仁等合用，如桑菊饮；治肺有郁热之咳喘，甘草与麻黄、生石膏、杏仁等同用，如麻杏石甘汤；治外感风寒、内有停饮之咳喘，常与麻黄、细辛、干姜、五味子等合用，如小青龙汤。

养生药膳

• 猪骨甘草汤 •

【原料】猪脊骨1具，大枣150克，莲子100克，甘草10克，木香3克。

【做法】将猪脊骨洗净、剁碎，枣及莲子去核、心，木香、甘草用纱布包扎。同放锅内加水适量，文火炖煮4～5小时。分顿食用，以喝汤为主，亦可吃肉、枣和莲子。

【功效】滋阴健脾，清热解毒，止咳化痰。

改善便秘与本草

大黄 峻猛"将军"，泻下有奇功

释义 · 别名 · 性味 · 功效主治 · 应用指南 · 养生药膳

释义 多年生草本，高达2米。肉质根及根状茎粗壮。茎中大黄空绿色，平滑无毛，有纵纹。单叶互生；具粗壮长柄，柄上生白色短刺毛；基生叶圆形或卵圆形，长宽均达35厘米，掌状5～7深裂，裂片矩圆形，边缘有尖裂齿，叶面生白色短刺毛；茎生叶较小（南大黄基生叶5浅裂；鸡爪大黄叶裂极深，裂片狭长）。秋季开淡黄白色花，大圆锥花序顶生；花被6裂，雄蕊9个。瘦果矩卵圆形，有3棱，沿棱生翅，翅边缘半透明。根及根状茎入药。秋末初冬采收，去粗皮，切片干燥备用。

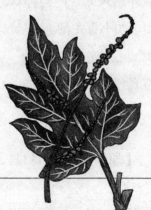

别名 将军、川军、生军、马蹄黄、锦纹。

性味 味苦，性寒。

功效主治

泻热通肠，凉血解毒，逐瘀通经。用于实热便秘、积滞腹痛、泻痢不爽、瘀血经闭，外治水火烫伤。

应用指南

1.**治时行头痛，壮热**：桂心、甘草、大黄各二两，麻黄四两。将上四味药治下筛，患者以生热汤浴讫，以暖水服方寸匕，三日即可见效。

2.**治心气不足，吐血**：大黄二两，黄连、黄芩各一两。将上三味药以水三升，煮取一升，顿服之。

3.**治辟瘴明目**：用七物升麻丸，可用升麻、犀角、黄芩、朴消、栀子、大黄各二两，豉二升，微熬同捣末，蜜丸梧子大。觉四肢大热，大便难，即服三十丸，取微利为度。若四肢小热，只食后服二十丸。非但辟瘴，甚能明目。

4.**治高脂血症**：生大黄适量，将上药研末，每次服3克，每日3次，连服2个月为1个疗程。

5.**治瘕气成块，在腹下不散**：用荜茇、大黄各一两，并生为末，加入麝香少许，炼蜜丸如梧桐子大小，每次冷酒服三十丸。

养生药膳

• 大黄蜂蜜饮 •

【原料】鲜大黄10克，蜂蜜适量。

【做法】将大黄洗净，切片，与蜂蜜同置于杯中，冲下沸水适量，浸泡3~5分钟，代茶饮。每日1剂。

【功效】泻热通肠，润肠通便，肠燥便秘可饮用，还有助于降低血脂。

巴豆 泻下通便的"大力水手"

释 义 · 别 名 · 性 味 · 功效主治 · 应用指南 · 养生药膳

释义 为大戟科巴豆属植物巴豆树的干燥成熟果实，其根及叶亦供药用。种子长卵形，3枚，淡黄褐色。花期3～5月，果期6～7月，8～9月果实成熟时采收，晒干后，除去果壳，收集种子，晒干。

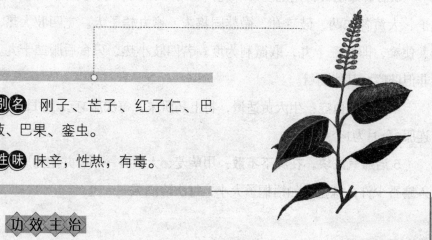

别名 刚子、芒子、红子仁、巴菽、巴果、銮虫。

性味 味辛，性热，有毒。

功效主治

泻寒积，通关窍，逐痰，行水，杀虫。主治寒积便秘、胸腹胀满急痛、痰癖、泻痢、水肿，外用治喉风、喉痹、恶疮疥癣。

应用指南

1.**治夏月水泻不止**：巴豆一粒（去壳）。上以针刺定，灯上烘烤后，研细，化蜡和作一丸，水下，饭前服之。

2.**治小儿痰喘**：巴豆一粒，杵烂，棉裹塞鼻，痰即自下。

3.**治寒癖宿食，久饮不消，大便秘结**：巴豆一升，清酒五升。熬煮三日，成膏状，与酒炼制蜜丸，丸如胡豆大，每服一丸，水下，欲吐者服二丸。

4.**治大小便秘，阴毒伤寒心结，按之极痛，但出气稍暖者**：巴豆十粒，研细，入面一钱，捻作饼，安脐内，以小艾炷灸五壮，气达即通。

5.**治一切恶疮**：巴豆三十粒，麻油煎黑，去豆，以油调雄黄、轻粉末，频涂取效。

6.**治风虫牙痛**：①巴豆一粒，研，棉裹咬之。②针刺巴豆，灯上烧令烟出，熏痛处。

养生药膳

• 巴豆饼 •

【原料】巴豆10粒，面粉3克。

【做法】将巴豆研磨成粉末，加入面粉，捻作成饼，上锅烘烤成饼，饭前食用。

【功效】泻下行水，通利大便。便秘者可食用，巴豆泻下功效极强，不可多食。

甜瓜子
清肺润肠，止渴和中气

释义 · 别名 · 性味 · 功效主治 · 应用指南 · 养生药膳

释义 甜瓜子为葫芦科甜瓜属植物甜瓜的种子。一年生蔓生草本，夏、秋季果实成熟时收集，除去杂质，洗净，晒干，用时捣碎。种子扁平长卵形，长6～9毫米，宽2～4毫米，厚约1毫米。一端稍尖，有不明显的种脐，另端钝圆。表面为黄白色或浅黄棕色，平滑，在放大镜下可见表面有细密纵向纹理，质较硬而脆，胚乳白色，膜质；子叶类白色。

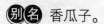

别名 香瓜子。

性味 味甘，性寒，无毒。

功效主治

化痰排脓，散结消瘀，能清肺润肠，止渴和中气。主治腹内结聚，破溃脓血，慢性支气管炎，大便不畅、肺热咳嗽、阑尾炎，最为肠胃内壅之要药。还可以治愈月经过多，研后去油，口服。

应用指南

1.**治肠痈疝，腹痛便淋，便秘下脓**：甜瓜子一合，当归炒一两，蛇蜕一条。每服四钱，水一盏半，煎成一盏，饭前服，便下恶物即愈。

2.**治催吐**：取甜瓜子适量，捣碎后，研为末，用温水调匀后，服食，诱发呕吐。

3.**治急性阑尾炎**：取甜瓜子半两，白糖适量，将甜瓜子捣碎为末，加入白糖调匀，开水冲服。可起到缓解作用。

养 生 药 膳

· 甜瓜子米汤 ·

【原料】甜瓜子20克，大米80克，蜂蜜适量。

【做法】将甜瓜子捣碎，研为细末；大米淘洗干净，用温水浸泡20分钟，再加入清水，煮沸后，转文火熬煮成黏稠米汤，再加入甜瓜子末、蜂蜜拌匀，即可食用。

【功效】清肺润肠，排毒清肠，改善便秘。

· 甜瓜子汤 ·

【原料】甜瓜子20克，水适量。

【做法】煎汤。

【功效】主治跌扑瘀血，肠痈，咳嗽口渴。

火麻仁

润肠通便，改善便秘

释义 · 别名 · 性味 · 功效主治 · 应用指南 · 养生药膳

释义 为桑科植物大麻的果实。瘦果扁卵形，外围为黄褐色苞片。8～9月果实成熟后割取果穗或连茎割下，晒干打下果实。

别名 麻仁、麻子、大麻仁。

性味 味甘，性平。

功效主治

润燥，滑肠，通便。用于血虚、津亏肠燥所致的便秘。

应 用 指 南

1.治血虚便秘、小便不通利： 火麻仁、杏仁、栝楼各等份，蜂蜜适量。将以上三味共研为细末，用蜂蜜将其调和为枣大的丸剂，每日用温水送服2～3丸。

2.治肠燥便秘： 火麻仁三钱，用水煎服，每日1剂，分2次温服。

3.治血虚肠燥、阴血不足、大便秘结： 火麻仁一两，当归一两半，熟地黄、生地黄各六钱，枳壳半两，杏仁三钱。将以上诸药共研为末，炼蜜为丸。每次服用二钱，于空腹时温水送服，日服1～2次。

4.治小儿赤白痢，体弱不堪，困重者： 火麻子一合，炒令香熟，研为末，每次服用一钱，以蜂蜜水送服。

5.治小儿头面疮疥： 火麻子五升末之，以水调和成汁，加入蜂蜜拌匀，敷于患处。

6.治呕逆： 取火麻仁三合，熬，捣，以水研取汁，放少许盐食用，即可缓解。

养 生 药 膳

• 火麻仁粥 •

【原料】大麻仁10克，粳米50克。

【做法】先将大麻仁捣烂水研，滤汁，与粳米煮作粥，随量食用。

【功效】润肠通淋，活血通脉，改善便秘。

莱菔子

消食除胀、润肠通便的"能手"

释义 · 别名 · 性味 · 功效主治 · 应用指南 · 养生药膳

释义 莱菔子为十字花科植物萝卜的成熟种子。莱菔子呈类卵圆形或椭圆形，稍扁。表面黄棕色、红棕色或灰褐色，质地坚硬，种仁黄白色，破碎后有油性，味微苦。用时，需除去杂质，洗净，干燥，捣碎，即可入药。不宜与人参同用。气虚无食积、痰滞者也需慎用。

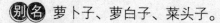

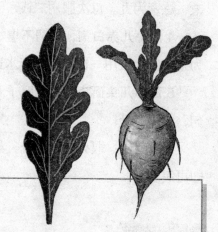

别名 萝卜子、萝白子、菜头子。

性味 味辛、甘，性平。

功效主治

消食除胀，降气化痰。主治饮食停滞、脘腹胀痛、大便秘结、积滞泻痢、痰壅、喘咳等症。

应用指南

1.治小儿厌食，偏食，见食则烦，体弱发稀： 莱菔子（炒）、六曲、麦芽、焦山楂（炒）各一两，木香、沙仁、槟榔各三钱，青皮（炒）六钱，胡连四钱，黄芪二两。将上药共研为细面，炼蜜为丸，如黄豆大小，每服1丸，每日2次，奶、水各半送服。如服药面亦可，每次服2克，每日2次。

2.治宿食停滞、呕吐食少、脘腹胀痛、大便难下者： 槟榔、莱菔子各二钱，生姜3片。将莱菔子炒黄与槟榔一起打碎，水煎成汤，放入生姜片，加盖，闷约2~3分钟，取汁，频频温饮。

3.治气胀、胃脘胀满、不思饮食： 莱菔子、沙仁各等份，共研为末，每次取一钱，用米汤送服。

4.治跌打损伤，瘀血胀痛： 莱菔子二两，生研烂，热酒调敷。

养生药膳

● 莱菔子玉竹烩鸡蛋 ●

【原料】莱菔子10克，玉竹9克，鸡蛋2个。

【做法】将莱菔子、玉竹放入锅中，清水浸泡约20分钟，放入鸡蛋，加水至淹没鸡蛋，起火，煎煮至鸡蛋熟，然后鸡蛋去壳再煮片刻，即可滤出汤汁，吃蛋。

【功效】润肠通便，祛痰下气，改善便秘，增强胃肠蠕动。

牵牛子

泻下驱虫的胃肠"清洁工"

释义 · 别名 · 性味 · 功效主治 · 应用指南 · 养生药膳

释义 为旋花科植物圆叶牵牛的样子，生于山野灌丛中、村边、路旁，易栽培。秋末果实成熟，果壳未开裂时采割植株，晒干，打下种子，除去杂质。

别名 二丑、黑白丑、丑牛子、喇叭花。

性味 味甘，性寒，有毒。

功效主治

泻水通便，消痰涤饮，杀虫功积。用于二便不通、痰饮积聚、水肿胀满、气逆喘咳、虫积腹痛及蛔虫、涤虫病。

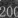

应用指南

1.**水肿：**牵牛子末之，以水调和，服用，每日1次，以小便利为度。

2.**小儿腹胀，小便赤涩，水气流肿，膀胱实热：**牵牛子生研一钱，青皮汤空腹下。一加木香减半，炼制蜜丸，服用。

3.**一切虫积：**牵牛子二两（炒，研为末），槟榔一两，使君子肉五十个（微炒）。俱为末。每服二钱，沙糖调下，小儿减半。

4.**肾气作痛：**黑、白牵牛子等份，炒为末，每服三钱，用猪腰子切，入茴香百粒，川椒五十粒，掺牵牛末入内扎定，纸包煨熟，空心食之，酒下。

5.**风热赤眼：**牵牛子末为末，调葱白汤敷患处。

6.**胀闭不出，肠痈有脓：**牵牛子头末三钱，大黄二钱，穿山甲（煅）二钱，乳香、没药各一钱。俱为末，每服三钱，白汤调服。

7.**冷气流注，腰疼不能俯仰：**黑牵牛子三两（炒），延胡索二两，破故纸（炒）二两。上为细末，煨大蒜研搜丸，如梧桐子大。每服三十丸，煎葱须盐汤送下，饭前服。

养生药膳

● 牵牛子粥 ●

【原料】牵牛子1克，粳米80克，生姜2片。

【做法】牵牛子研磨成粉末；粳米淘洗干净，放入锅中，加入姜片和适量清水，熬煮成粥，待粥熟时，加入牵牛子末拌匀，再搅拌片刻即成。空腹食用，每日1次，从少量食起，不宜多服、久服。

【功效】通便下气，泻水消肿。便秘、有水肿的患者可适量食用。

甘遂
性味苦寒的泄水圣药

释义 · 别名 · 性味 · 功效主治 · 应用指南 · 养生药膳

释义 陕西、江东均有。苗像泽漆，茎短小而叶含有汁液。根皮是红色的，而肉是白色的，做连珠状，大的如指头。

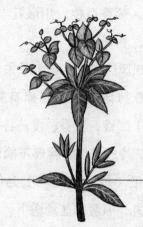

别名 甘藁、陵藁、甘泽、重泽、苦泽、白泽等。

性味 味苦，性寒，有毒。

功效主治

　　泻水逐饮水肿胀满，痰饮积聚，痰迷癫痫；消肿散结痈肿疮毒。苦寒降泄，能通过二便而泻水逐饮。用治水湿壅盛所致水肿胀满、二便不能，形证俱实的阳实水肿证，以及痰饮积聚、胸满气喘，或痰涎壅盛、癫痫发狂者。外用还可消肿结以治痈肿疮毒。

应用指南

1.**正水胀急，大小便不畅，胀急欲死：**用甘遂五钱，半生半炒，胭脂坏子十文，研匀，每以一钱，白面四两，水和作棋子大，水煮令浮，淡食之，大小便利后，用平胃散加熟附子。每以二钱煎服。

2.**麻木疼痛：**万灵膏：用甘遂二两，蓖麻子仁四两，樟脑一两，捣做饼贴之。内饮甘草汤。

3.**耳卒聋闭：**甘遂半寸，棉裹插入两耳内，口中嚼少甘草，耳卒自然通也。

养生药膳

· 甘遂半夏汤 ·

【原料】甘遂5克，半夏8克，芍药10克，炙甘草3克。

【做法】将上述药材一同放入沙锅中，加水约600毫升，水煎取200毫升，去渣，滤出汤汁，再水煎一遍，将两次混合后，取100毫升调入蜂蜜，即可饮用。

【功效】通便利水，清热泻下。

· 大黄甘遂汤 ·

【原料】大黄200克，甘遂100克，阿胶100克。

【做法】将大黄、甘遂和阿胶放入沙锅中，加入水3000毫升，煮取1000毫升，顿服之。

【功效】治疗胁腹攻痛，大便难，小便涩，口不渴，舌暗苔白者。

车前草
治疗泌尿系统疾病的妙药

释义 · 别名 · 性味 · 功效主治 · 应用指南 · 养生药膳

释义 春初生苗，叶子在地面上分布如匙面，累年生长者可长到一尺多长。中间有数条茎，有像狗尾一样的长穗。花开得很细密，青色稍有点红。结的果实像葶苈，红黑色。现在人们往往五月采草，七八月采实。

别名 当道、牛遗、牛舌草、车轮菜、地衣等。

性味 味甘，性寒，无毒。

功效主治

清热利尿，渗湿止泻，明目祛痰。下腹至阴囊胀痛、小便不畅或尿后疼痛，利尿，除湿痹。长期服用轻身耐老。治男子伤中，女子尿急、尿频、尿痛不思饮食，养肺强阴益精，使人有子，聪耳明目、轻身，使人肌肤润泽，精力旺盛，不易衰老，疗目赤肿痛。祛风毒，肝中风热，毒风钻眼，赤痛眼浊，头痛，流泪。压丹石毒，除心胸烦热。治妇人难产，养肝，清小肠热，止夏季因湿气伤脾引起的痢疾。陶弘景说："车前子，性冷利，神仙也食车前草饼，说能令人身轻，可跳越岸谷，长生不老。"

应用指南

1.**小便血淋疼痛**：车前子晒干研成末，每次服用二钱，用车前子叶煎汤冲服。

2.**难产胎儿不出**：车前子研成末，酒送服用一方寸匕。

3.**久患内障**：车前子、干地黄、麦门冬等份，为末，蜜丸如梧子大，服之，长时间服用有效。

养生药膳

• 车前草猪肚汤 •

【原料】车前草50克，猪肚150克，盐、味精、胡椒粉、姜片、料酒各少许。

【做法】将车前草择除杂物，清水洗净；猪肚清水浸湿，用盐揉搓内外，洗净，下锅焯煮透，捞出，清水洗去尿臊味，切成小块；将猪肚、车前草一同放入锅中，加入盐、味精、胡椒粉、姜片、料酒，加适量清水，炖至熟烂，拣出姜片、车前草，盛出即成。

【功效】清热利湿，利尿通淋。泌尿系统疾病患者可常吃。

• 车前子茶 •

【原料】车前子10克。

【做法】先将车前子拣去杂质，筛去空粒，洗去泥沙，晒干。把车前子放入保温杯中，沸水冲泡15分钟，当茶饮。

【功效】具有利水降压、祛痰止咳的功效。

祛除风湿与本草

虎杖 祛风利湿、散瘀定痛的常用药

释义 • 别名 • 性味 • 功效主治 • 应用指南 • 养生药膳

释义 多年生灌木状草本，高约1米，全体无毛。根状茎横生于地下，表面暗黄色。茎中空，直立，分枝，表面散生多数紫红色斑点。单叶互生，阔卵形，先端短尖，基部阔楔形或圆形，叶脉两面均明显，叶缘具极小的锯齿，茎节上具膜质的托叶鞘，抱茎。6～8月开两性花，为顶生或腋生的圆锥花序，花小，白色。8～11月结果，果实三角形，黑褐色，光亮，包于花被内，花被在果熟时增大，有翅。春、夏采叶，秋、冬季采全株。

别名 花斑竹、酸筒秆、酸汤梗、斑杖根等。

性味 味苦、涩，性凉。

功效主治

祛风利湿，散瘀定痛，止咳化痰。用于关节痹痛、湿热黄疸、经闭、癥瘕，咳嗽痰多及水火烫伤、跌扑损伤、痈肿疮毒。

应 用 指 南

1.治湿热，小便淋：将虎杖研为末，每服二钱，米汤送下。

2.治腹内突长结块，坚硬如石，痛如刺：将虎杖根一两，烘干，捣成末，掺入五升米饭中搅匀，倒入白酒五斗，炮制七日。每日饮用一升半，此间忌食鲜鱼和盐。

3.治月经不通，闭经：用虎杖三两，凌霄花、没药各一两，共研为末。每日一钱，热酒送下。

4.治消渴、糖尿病：用虎杖、海浮石、乌贼骨、丹沙，等份为末，渴时，以麦冬汤冲服二钱。每日3次。此间忌酒、鱼、面、生冷、房事。

5.治高脂血症：虎杖一斤，烘干，研细末，每次一钱，不拘时用温开水送服。

养 生 药 膳

• 虎杖糯米粥 •

【原料】虎杖15克，糯米100克，白糖适量。

【做法】将虎杖洗净，放入锅内，加水适量，水煎成汁，去渣，糯米淘洗干净，放入虎杖汁中，武火烧沸，文火熬煮黏稠时，加入白糖调味即成。

【功效】祛风散痰，消炎止痛，祛湿热。

食盐
凉血润燥，祛风利湿

释义 · 别名 · 性味 · 功效主治 · 应用指南 · 养生药膳

释义 盐的种类很多，海盐是盐的一种，取海齿煎炼而成。井盐取井卤煎炼而成。是人体不可缺少的组成部分，咸香味美，是生活中不可缺少的必备调味品。呈白色。

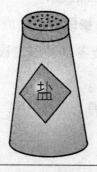

别名 盐、咸醝、餐桌盐。

性味 味甘、咸，性寒，无毒。

功效主治

肠胃结热，喘逆，胸中病，令人吐。治伤寒寒热，吐胸中痰癖，止心腹疼痛，杀鬼蛊毒气，治疮，坚肌骨，除风邪，吐下恶物，杀虫，祛皮肤风毒，调和脏腑，消积食，令人壮。助水脏，治霍乱心痛、金疮，聪耳明目、轻身，使人肌肤润泽，精力旺盛，不易衰老，止风泪邪气，疗一切虫伤疮肿，火灼疮、长肉补皮肤，通大小便，疗疝气，滋五味。空心揩齿，吐水洗目，夜见小字。解毒，凉血润燥，定痛止痒。

应用指南

1.**治脱阳虚证**：四肢发冷，不省人事，或者小腹紧痛，发冷汗气喘，炒盐熨脐下气海，取暖。

2.**治酒肉过多**：胀满不快者，用盐搽牙，温水漱下二三次。

3.**治一切脚气**：盐三升，蒸热分裹，近壁，以脚踏之，令脚心热。又和槐白皮蒸之，效果更好。夜夜用之。

4.**治救溺水死**：卧在大凳上，后足放高，用盐擦脐中，等水自动流出，切忌倒提出水。

5.**治溃痈作痒**：用盐摩四周就会停。

6.**治娠妇逆生**：用盐摩擦产妇腹部，涂在小儿的足底，用水搔腹部。

7.**治蚯蚓咬毒**：形如大风，眉发都落，只要用浓的盐汤，浸身几遍就好。

8.**治蜂叮虫咬**：用盐涂在伤处。

养生药膳

● 炒食盐小茴香 ●

【原料】食盐500克，小茴香120克。

【做法】将上述药材共入锅中，炒热，用布包熨痛处，凉了再换，往复数次。

【功效】祛风利湿，散寒止痛，治疗风湿关节痛。

海松子

祛风湿、润五脏，治疗关节痛

释义 · 别名 · 性味 · 功效主治 · 应用指南 · 养生药膳

释义 海松子出辽东与云南，其树与中国松树相同。不同之处是五叶一丛，球内结子，有三个棱，一头尖。久存生有油，肉很香美。中原松子只可入药，不能当食品。七月采摘松实，过后便落地难收。

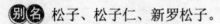

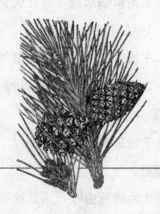

别名 松子、松子仁、新罗松子。

性味 味甘，性小温，无毒。

功效主治

骨关节风湿、头眩，祛风湿，润五脏，充饥，逐风痹寒气，补体虚，滋润皮肤。久服，轻身延年不老。另有润肺功能，治燥结咳嗽。

应用指南

1.治风痹寒气，五脏劳伤，骨蒸盗汗，遗精滑泄，心神恍惚，饮食不甘，咳嗽吐痰：海松子八两，麦冬（不去心）一两，金樱子、枸杞子各八两。熬膏，少加炼蜜收。每早、晚取十余茶匙，对白开水温服。

2.治肺燥咳嗽：海松子一两，胡桃仁二两。研膏，和熟蜜半两收之。每次取十余茶匙，对白开水温服。

3.润心肺，和大肠：海松子同米煮粥食。

4.治老人虚秘：柏子仁、大麻子仁、海松子等份，同研，制成炼蜜丸，以少黄丹汤服2～3丸，饭前服用。

养生药膳

· 海松炒鸡心 ·

【原料】鸡心80克，海松子25克，植物油适量，葱末、姜末、蒜末、胡椒粉、盐、白糖、鸡精、料酒、水淀粉、香油各少许。

【做法】松子去皮，放锅内用文火炒熟，搓去内衣；鸡心洗净，切片；取一小碗，将盐、糖、鸡精、胡椒粉、香油、水淀粉、清汤放入其中，调成糊状，备用；锅内倒适量植物油，烧至七成热时，放入鸡心，油煎片刻，捞出控净油；锅内留少许底油，烧热后，加入蒜片、葱姜粒煸出香味，下入鸡心略炒，烹入料酒、海松子，倒入调好的糊状汤汁，翻炒沸腾后，用水淀粉勾芡即成。

【功效】补心镇惊，健脑益智。

木瓜

关节酸痛，一网打尽

释义 · 别名 · 性味 · 功效主治 · 应用指南 · 养生药膳

释义 木瓜处处都有，尤以宣城为佳。树木的形状像柰，叶子光且厚。春末开深红色花，果实如小瓜而有鼻，鼻悬花脱实落之处，瓜皮呈黄色。

别名 杼木。

性味 味酸，性温，无毒。

功效主治

肌肤麻木，关节肿痛，脚气，霍乱大吐，转筋不止。治脚气剧痒难忍，用嫩木瓜一个，去籽煎服。另外作饮烊喝，可以治呕逆，心膈痰唾，消食，止水痢后口渴不止，止水肿冷热痢，心腹痛。

应用指南

1.**治脚筋挛痛**：用木瓜数枚，以酒水各半，煮烂捣膏，趁热贴于痛处。再用布棉浸水裹脚，凉后即损，一日三五次。

2.**治脐下腹痛**：用木瓜五钱，柔叶三枚，枣肉一枚，水煎服。

3.**治肾脏虚冷**：气攻腹胁，胀满疼痛。用大木瓜三十枚，去皮，核剜空，用甘菊花末，青盐末各一斤填满，置笼内蒸熟，捣成膏，加入新艾茸二斤调和，制如梧桐子大的丸。每次用米汤饮服下三十丸，一日二次。

养生药膳

● 虎骨木瓜酒 ●

【原料】木瓜1个，虎骨（酥炙）、川芎、牛膝、当归、天麻、五加皮、红花、川续断、白茄根各31克，玉竹62克，秦艽、防风各15克，桑枝100克，高粱酒10升，冰糖适量。

【做法】将上述药材研为细末，用绢袋盛之，放入高粱酒中，浸泡7日，滤清，加冰糖。随量服用。

【功效】祛风定痛，除湿祛寒，壮筋强骨，调和气血。

● 木瓜花生大枣汤 ●

【原料】木瓜750克，花生150克，大枣5粒，片糖3/2块。

【做法】木瓜去皮、去核、切块。将木瓜、花生、大枣和水放入煲内，放入片糖，待水滚后改用文火煲2小时即可饮用。

【功效】对增加乳汁有显著效用。

威灵仙 祛风湿，治疗腰膝冷痛

释义 • 别名 • 性味 • 功效主治 • 应用指南 • 养生药膳

释义 多年生缠绕木质藤本，全株干后变黑色。根茎呈柱状，长5～8厘米，根茎下着生多数细根，细根圆柱形，表面黑褐色或灰黑色。茎和小枝近无毛或有疏的短柔毛。叶对生，单数羽状复叶，纸质；小叶片卵形或卵状披针形，网脉两面均不明显，叶边缘全缘，两面近无毛或有疏生的短柔毛；叶柄通常卷曲攀援他物。6～9月开花，花白色，直径1～2厘米，组成圆锥状聚伞花序生于枝顶或叶腋。8～11月结果，果实扁卵形，有毛，果实顶端有伸长的白色羽毛。秋采根及根茎，鲜用或晒干备用。

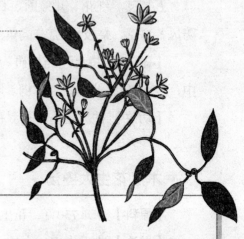

别名 百条根、铁脚威灵仙、老虎须等。

性味 味辛、咸，性温，有毒。

功效主治

祛风湿，通经络，消骨哽。主治腰膝冷痛、肢体麻木、筋脉拘挛、屈伸不利、痛风顽痹、风湿痹痛、扁桃体炎、诸骨哽咽。

应用指南

1.治急性腰扭伤：威灵仙四钱，当归二钱，牛膝三钱，牛蒡子二钱。水煎服，每日1剂。一般3～5剂即可。

2.治呃逆：威灵仙六钱，黑芝麻四钱，蜂蜜六钱，加水750毫升，水煎30分钟，每日1剂，温服。

3.治胆结石：威灵仙一两，海金沙、郁金、金钱草各六钱，柴胡、延胡索各三钱，黄芩、枳壳、厚朴各二钱。水煎服，每日1剂。

4.治面神经麻痹：取威灵仙、防风各六钱，水煎服，每日1剂。

5.治跟骨骨刺、足跟痛：用威灵仙一两，放入清水中，煮沸30分钟，待药液温度适宜，加入陈醋50毫升，浸泡患足1小时。每日1次，连用7～10天。

6.治偏头痛、神经性头痛、三叉神经痛：用威灵仙、葛根、丹参各三钱，全蝎二钱，制马钱子一钱，水煎服，有较好止痛效果。

养生药膳

• 威灵仙蒸猪肾 •

【原料】威灵仙15克，杜仲20克，猪肾1对。

【做法】将上药分别研末，后混合拌匀；猪肾剖开，洗去血水，放入药粉，摊匀后合紧，共放入碗内。加水少许，用锅置火上久蒸，熟烂后，食用。

【功效】补中益气，健脾益胃。

天麻

利腰膝，强筋骨，治疗腰腿痛

`释 义` · `别 名` · `性 味` · `功效主治` · `应用指南` · `养生药膳`

释义 叶子似芍药，但小些，当中抽出一茎，直向上好像箭杆，高三四尺，青红色，茎顶端结果实，像续随子一样。等到叶子枯萎时，它就发黄成熟了。它的根连一二十枚，犹如天冬之类的块状茎，形状像黄瓜，也像芦藤，大小不定。生熟吃均可。

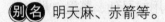

别名 明天麻、赤箭等。

性味 味辛，性温，无毒。

功效主治

息风止痉，平肝潜阳，祛风通络，杀鬼精物，蛊毒恶气。久服益气力，滋阴壮阳轻身增年。消痈肿，下肢肿胀，寒疝下血。主各种风湿麻痹，四肢拘挛，小儿风痫惊气，利腰膝，强筋力。久服益气轻身。治寒痹，瘫痪不遂，语多恍惚，善惊失志。助阳气，补阴气，补五劳七伤，环境不适引起的病症，通血脉，开窍，服食无忌。治风虚眩晕头痛。

应用指南

1.**腰脚疼痛：**天麻、半夏、细辛各二两，绢袋二个，各盛药令均，蒸热交互熨痛处，汗出则愈。数日再熨。

2.**痰饮上逆，痰多心悸，眩晕头痛：**半夏、天麻、白术、茯苓各二钱，橘红、甘草、生姜各一钱，大枣3枚，水煎服。

养生药膳

• 天麻乌鸡汤 •

【原料】 乌鸡1只，（干）天麻50克，葱段、姜片、料酒、醋、盐各少许。

【做法】 天麻预先用清水浸泡透，切成片；乌鸡洗净，切块，放入沸水中焯煮一下，捞出；然后与天麻一起放入沙锅，加入姜片、葱段，加适量清水，调入料酒、醋，武火烧沸，转文火炖约2～3小时，鸡肉熟烂后，以盐调味即成。

【功效】 祛风通络，息风止痉，平肝助阳。

芫花
泻水行气，消除胀满

释义 · 别 名 · 性 味 · 功效主治 · 应用指南 · 养生药膳

释义 芫花为瑞香科植物芫花的干燥花蕾。生于山坡路边或疏林中；我国长江流域以南各省区及山东、河南、陕西均有。落叶灌木，高达1米，茎多分枝，幼枝有淡黄色绢状柔毛，老枝褐色或带紫红色，无毛或有疏柔毛。叶对生，花为紫色或粉红色，每枝3～5朵，簇生于叶腋，花萼外面有白色绒毛，子房内有白色柔毛，柱头为红色，其核果为长圆形，肉质白色。花期3～5月，果期6～7月。

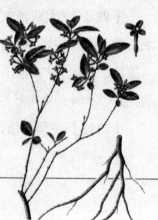

别名 莞花、闷头花、南芫花、芫花条、药鱼草、头痛花、老鼠花。

性味 味辛，性温，有毒。

功效主治

泻水行气，利水消肿，解毒杀虫。用于痰饮积聚，水肿胀满，胸腹积水，气逆喘咳，二便不利；外用时，还可治疗疥癣、秃疮、冻疮。芫花根皮还可消肿解毒，活血止痛，治疗痈疖、肿毒、腹水、风湿痛、牙痛、跌打损伤、急性乳腺炎、淋巴结结核等病症。

本草纲目养生治病一本通

应用指南

1.**治风热头痛**：郁热结于上焦，致生风气，痰厥头痛，用水苏叶五两，皂荚炙去皮子三两，芫花醋炒焦一两，为末，炼蜜丸梧子大。每服二十丸，食后荆芥汤下。

2.**治牙痛，诸药不效者**：芫花碾为末，擦痛处令热。

3.**治一切菌毒**：芫花生研，新汲水服一钱，以利为度。

4.**治突发咳嗽**：取芫花一升，加水三升煮汁一升，以枣十四枚，放入汁中煮干，一天吃五枚，必愈。

5.**治腹胁坚痛，久疟**：将芫花二两炒过，朱沙五钱，共研为末，加蜜做成丸子，如梧子大。每服十丸，枣汤送下。

养生药膳

• **芫花煮鸡蛋** •

【原料】鸡蛋3个，芫花6克。

【做法】将鸡蛋和芫花加水同煮，鸡蛋熟后，剥去外壳，刺数个小洞，放入再煮，至鸡蛋发黑即成。

【功效】泻下行气，清热消肿。

• **糯米芫花粥** •

【原料】芫花5克，糯米60克。

【做法】将芫花洗净，水煎成汁，滤出，放入沙锅中，再将糯米洗净，加入药汁中，熬煮成粥即成。

【功效】清热消肿，泻下行气，治疗面肿，身体浮肿。

薄荷
消除腹胀，清新口气

释义 • 别名 • 性味 • 功效主治 • 应用指南 • 养生药膳

释义 多有栽种。二月份宿根长出苗，清明前后可分植。方茎赤色，它的叶子为对生，初时形状不长而且叶梢是圆的，长成后就变成尖形。

别名 蕃荷菜、南薄荷、吴菝等。

性味 味辛，性温，无毒。

功效主治

贼风伤害发汗，恶气心腹胀满，霍乱，宿食不消，下气，煮汁服之，发汗，大解劳乏，亦堪生食。做菜久食，却肾气，辟邪毒，除劳气，令人口气香洁。煎汤洗漆疮。通利关节，发毒汗，去愤气，破血止痢。疗阴阳毒、伤寒头痛，四季宜食。治中风失言吐痰。主伤风头脑风，通关节，及小儿风涎，为要药。杵汁服，去心脏风热。清头目，除风热。利咽喉口齿诸病，治瘰疬疮疥，风瘙瘾疹。捣汁含漱，去舌苔语涩。以其叶塞鼻，止衄血。涂蜂螫蛇伤。

应用指南

1.治便血不止：薄荷叶煎汤常服。

2.治水入耳中作痛：薄荷汁滴入，即愈。

3.治清上化痰，利咽膈，风热：以薄荷末炼蜜丸芡子大，每日吃一丸，白沙糖调和亦可。

4.治淋巴结核，或破未破：以新薄荷二斤取汁，皂荚一挺，水浸，去皮，捣取汁同于瓦器内熬膏。加连翘末半两，青皮、陈皮、黑牵牛半生半炒各一两，皂荚子一两半，一同捣烂和成梧桐子大小的丸。每次服三十丸，煎连翘汤服下。

5.治鼻出血不止：薄荷煎汤服。

养生药膳

• 薄荷绿茶 •

【原料】薄荷5克，绿茶3克。

【做法】将薄荷、绿茶一同置于茶杯中，以沸水冲泡，加盖闷约3～5分钟，即可饮用。

【功效】提神醒脑，健脾开胃，消除腹胀，清新口气，促进新陈代谢。

• 薄荷汤 •

【原料】薄荷叶10克，盐、香油少许。

【做法】将薄荷叶清洗干净，切碎，用开水烫一下，放香油和盐即可。

【功效】解毒败火。

山楂
健胃消食的灵丹妙药

释义 • 别名 • 性味 • 功效主治 • 应用指南 • 养生药膳

释义 山楂树很高，叶有五尖，丫间有刺。三月开五瓣小白花。果实有红、黄两种，像花红果，小的如指头，到九月熟后，果较酸涩，经霜可食。

别名 楂、赤瓜子、茅楂。

性味 味酸，性冷，无毒。

功效主治

能消食积，补脾，治小肠疝气，发小儿疮疹。健胃，通结气。治妇女产后枕痛，恶露不尽，可煎水加沙糖服，立即见效。核吞下，化食磨积，治睾丸肿硬，坠胀麻木和妇女小腹肿大。

应 用 指 南

　　1.老人腰及腿痛：用棠木求子、鹿茸（炙）各等份为末，制蜜丸如梧桐子大。每服一百丸，空腹白汤水送服。

　　2.食肉不消：山楂肉四两，水煮吃下，并把汤汁喝下。

　　3.妇女难产：取山楂核四十丸粒，用百草霜为胞衣，酒服下。

养 生 药 膳

· 山楂决明荷叶汤 ·

　　【原料】山楂、决明子各15克，荷叶半张。

　　【做法】将山楂洗净，去核，切片；荷叶洗净，切丝；将切好的山楂、荷叶与决明子加水共煎，取汁代茶饮。

　　【功效】健脾消肿，祛胀除积，降压解油腻。

· 山楂枸杞饮 ·

　　【原料】山楂、枸杞各15克。

　　【做法】将山楂、枸杞洗净，放入沙锅中，加适量清水，水煎成汁，滤出，频饮。

　　【功效】养阴补血，益精明目，还可保肝降压，补肝益肾。

陈皮
健脾行气、消食除积的芳香药

释义 • 别名 • 性味 • 功效主治 • 应用指南 • 养生药膳

释义 陈皮为芸香科植物橘及其栽培变种的成熟果皮。橘为常绿小乔木或灌木，栽培于丘陵、低山地带、江河湖泊沿岸或平原，多分布于我国长江以南各地区。10～12月果实成熟时，摘下果实，剥取果皮，阴干或通风干燥，即可得陈皮。陈皮外表面为橙红色或红棕色，有细皱纹及凹下的点状油室；内表面为浅黄白色，粗糙。

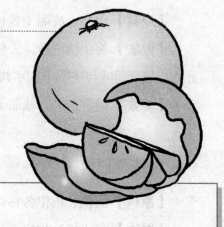

别名 橘皮、黄橘皮、广橘皮、柑皮、广陈皮。

性味 味苦、辛，性温，无毒。

功效主治

陈皮气味芳香，辛散通温，长于理气，能入脾肺，故既能行散肺气壅遏，又能行气宽中，主治消化不良、肺气壅滞、胸膈痞满、脾胃气滞、脘腹胀满等症。

应用指南

1.治婴儿吐乳： 用少妇的乳汁一盏，加入丁香十枚，去白陈皮一钱，放在石器中煎后喂下。

2.治老人秘塞： 绵黄耆、陈皮去白各半两，为末，每服三钱，用大麻子一合，研烂，以水滤浆，煎到有白乳时，加入白蜜一匙，再煎至沸腾，调药空心服，情况严重的也不过二服即愈，此药不冷不热，常服无秘塞之患，效果神奇。

3.治伤寒腹胀： 此为阴阳不和所致。桔梗、半夏、陈皮各三钱，干姜五片，水二盅，煎一盅。

4.治突发性心痛： 如果在旅途中，用药不便，只要用陈皮去白后，煎水喝，就可缓解。

养生药膳

• 陈皮内金粥 •

【原料】陈皮6克，鸡内金5克，沙仁2克，大米60克，白糖适量。

【做法】将陈皮、鸡内金、沙仁放入搅拌机中，共研成粉末；大米淘洗干净，放入锅中，加适量清水，熬煮成稀粥时，调入药粉拌匀，继续熬煮片刻，待米熟烂后，调入白糖拌匀即成，分2次吃完。

【功效】健脾消积，润肠通便。胃脘胀满、小儿厌食者可常食。

木香

行气止痛，健脾消食

(释 义)•(别 名)•(性 味)•(功效主治)•(应用指南)•(养生药膳)

释义 本品呈圆柱形或半圆柱形，长5～10厘米，直径0.5～5厘米。表面黄棕色至灰褐色，有明显的皱纹、纵沟及侧根痕。质坚，不易折断，断面灰褐色至暗褐色，周边灰黄色或浅棕黄色，形成层环棕色，有放射状纹理及散在地褐色点状油室。气香特异，味微苦。以坚实、条均、香气浓、油性大者为佳。

别名 蜜香、南木香、云木香等。

性味 味辛、苦，性温。

功效主治

行气止痛，理气疏肝，健脾消食。主治胸脘胀痛，泻痢后重、食积不消、不思饮食。煨木香实肠止泻，用于泄泻腹痛。

应用指南

1.**治十指疼痛**：感到麻木不仁者，生附子去皮脐、木香等份，生姜五片，水煎温服。

2.**治思虑过度，劳伤心脾，烦躁不眠，健忘自汗**：归脾汤用木香、人参各半两，龙眼肉、酸枣仁（炒）、黄芪（炙）、白术（焙）、茯苓各一两，炙甘草二钱半，咀。每服五钱，干姜三片，枣一枚，水二盏，煎至一盏，温服。

3.**补肾兴阳**：用虾米一斤，蛤蚧二枚，茴香、蜀椒各四两，并以青盐化酒炙炒，以木香粗末一两和匀，趁热收瓶中密封，每服一匙，空腹盐酒服嚼下，能收到奇妙的效果。

4.**治宿食腹胀，快气宽中**：木香、牵牛子（炒）、槟榔等份，将上药研为末，滴水制成蜜丸，如桐子大，每服三十丸，姜汤或萝卜汤送服。

5.**治不省人事，闭目不语，如中风状**：将木香研为末，冬瓜子煎汤，灌下二钱，有痰盛者，加竹沥、姜汁水煎。

养生药膳

• 陈皮木香烧肉 •

【原料】陈皮、木香各3克，瘦猪肉200克，植物油、盐各适量。

【做法】先将陈皮、木香焙干，研磨成粉末；猪瘦肉洗净，切片；锅中加适量植物油，油烧至七成热，下肉片，翻炒片刻，放适量清水烧熟，待熟时放陈皮、木香末调匀，加少许盐调味即成。

【功效】健脾消食，舒肝理气，解郁止痛。

枳实 消积食，破胀满

释义 · 别名 · 性味 · 功效主治 · 应用指南 · 养生药膳

释义 为芸香科植物酸橙、枸橘或甜橙的干燥幼果，果实呈半球形，少数球形，直径0.8～3厘米。外表面灰绿色、棕绿色或黑绿色，粗糙，密被小油点及黄色斑点，顶端有微凸柱基，基部有果梗痕。横剖面外层果皮淡黄色，厚3～7毫米，边缘有油室1～2列，果瓤10～13瓣。质坚硬。5～6月间采摘幼果，自中部横切为两半，晒干或低温干燥。较小者可整体干燥。

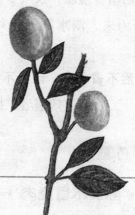

别名 香橙、枸头橙、臭橙。

性味 味苦、辛、酸，性温。

功效主治

化痰散痞，破气消积。主治积滞内停、痞满胀痛、大便不通、泻痢后重、痰滞、气阻、胸痹、胃下垂、脱肛、子宫脱垂等。头风、小腹拘急，可以愈渴除烦，去横膈燥热，润五脏，利大小便，解酒毒，止吐逆，避寄生虫。

应用指南

1.治死胎不出：用枳树叶十四片，水、酒各一盏，煎至八分服，有效。

2.治慢性阑尾炎：枳实、桃仁、香附各三钱，栀子麦芽、山楂、木香、鸡内金各二钱，远志、神曲、枳壳、甘草各一钱。将上述药材用水煎服，每日1剂。

3.治患胸痹痛：枳实捣为末，服用三日，每晚临睡前服用。

4.治大便不通：枳实、皂荚等份。研磨为末，饭丸，米汤饮下。

5.治两胁疼痛：枳实一两，白芍药（炒）、川芎、人参各半两，研磨为末，空腹以姜、枣汤调二钱服用，白酒也可以。

6.治湿热，脘腹胀满，闷乱不安：大黄一两，枳实（麸炒，去瓤）、神曲（炒）各五钱，茯苓、黄芩、黄连、白术各三钱，泽泻二钱。将上述药材烘干，研为细末，汤浸蒸饼为丸，如梧桐子大。每服20～30丸，温水送下。

养生药膳

• 油焖枳实萝卜 •

【原料】枳实10克，白萝卜400克，虾米50克，葱末、姜丝、盐、猪油各少许。

【做法】将枳实水煎成汁，取汁，去渣；将白萝卜洗净，切块，用猪油煸炸，加虾米，浇药汁适量，文火煨约30分钟，烂熟时，加入葱末、姜丝、盐拌匀即可食之。

【功效】疏肝理气，化痰散痞，破气消积。

荞麦
降气宽肠，消积滞，止泻痢

释义 · 别名 · 性味 · 功效主治 · 应用指南 · 养生药膳

释义 荞麦立秋后下种，最怕霜打，苗高达一二尺，红茎绿叶，开繁密的白色小花，结果实累累，上有三条棱，老时呈乌黑色。八九月收割，磨成面食用，不如麦面好。南方种植较少，只能作成粉或做成糕饼吃，是农家冬季的粮食。

别名 乌麦、花荞。

性味 味甘，性微寒，无毒。

功效主治

　　能充实肠胃，增长气力，提精神，除五脏的滓秽。做饭吃，能解丹石毒，治疗效果非常好。用醋和粉调好，可涂治小孩儿丹毒红肿热疮。它能降气宽肠，消积滞，消热肿风痛，除白浊白带，脾积止泻。用沙糖水调和炒面二钱服食，能治痢疾。将它炒焦用热水服，能治肠绞痛。因性酸，微寒，吃后难以消化。长期食用，使人感到头眩头晕。做面与猪、羊肉加热同食，不超过八九顿，就要患上热风病，胡子、眉毛脱落，生还的可能很小。

应用指南

1.烫火伤：用荞麦面焙黄，研末，水和敷之。

2.颈淋巴结结核：用荞麦炒去壳，海藻，白僵蚕炒去丝等份研为末，白梅浸汤，取半量的肉，和丸呈绿豆大，每次服六七十丸。饭前服用，每日五服，它的毒从大便泄去。忌豆腐、鸡、羊肉、酒、面。

3.痘疮溃烂：荞麦粉反复敷涂。

4.痘黑凹陷不起：荞麦面煮食，即发起。

5.肠绞痛：荞麦面一撮炒后，加水调服。

6.水肿喘满：生大戟一钱，荞麦面二钱，加水做饼，烘熟研末，空腹用茶服，以大小便利出为度。

7.驱壁虱蜈蚣方：荞麦秸作草垫子，并火烧荞麦秸，烟熏虱虫，就可以把它们驱走。

养生药膳

· 荞麦胡萝卜粥 ·

【原料】荞麦100克，土豆半个，胡萝卜20克，盐、酱油各适量。

【做法】把荞麦米洗净，沥干水分；土豆去皮，洗净，切小块；胡萝卜去皮，洗净，切片；锅中倒入适量的水，放入荞麦熬煮20分钟，放入胡萝卜、土豆，一同熬煮至米熟烂，加入盐、酱油调味即成。

【功效】降气宽肠，消积止泻。

郁金 既能活血又能解郁的良药

释义 · 别名 · 性味 · 功效主治 · 应用指南 · 养生药膳

释义 苗似姜黄，花白而质红，秋末出茎心而无实。根为赤黄色，大小如指头，长的大约有一寸，浑圆有横纹，好像蝉的腹部，外黄而内赤，浸水中染色用，微微带有香气。

别名 马蒁、黄郁。

性味 味辛、苦，性寒，无毒。

功效主治

破瘀行气，治血瘀气滞所致多种病症；清心解郁，治热病神昏，癫痫发狂；凉血止血，治肝郁化火或血热有瘀的出血；利胆退黄，治黄疸，结石症。本品辛散苦降，寒能清热，入血分能凉血行瘀，入气分可行气解郁，为活血行气凉血之要药。既善破瘀止痛、凉血清心，又能舒肝解郁、利胆退黄，还能止血。所以可用于血瘀气滞之胸胁疼痛、经行腹痛、热病神昏、癫痫发狂、肝郁化火或血热有瘀之出血症，以及湿热黄疸等症。

应用指南

1.治厥心气痛：郁金、附子、干姜等份，为末，醋糊丸梧子大，朱砂为衣。每服三十丸，男酒女醋下。

2.治自汗不止：郁金末，卧时调涂于乳上。

3.治尿血不定：郁金末一两，葱白一握，水一盏，煎至三合，温服，每日三服。

养生药膳

• 郁金黄芪灵芝饮 •

【原料】 郁金10克，黄芪25克，灵芝、茯苓各12克，茶叶6克。

【做法】 将郁金、黄芪、灵芝、茯苓一同放入沙锅中，加清水约800毫升，煮沸后，文火煎煮20分钟，将汤汁滤出，装入保温杯中；将茶叶放入茶杯中，冲入滤出的药汁，加盖闷约3分钟即可饮用。

【功效】 行气化瘀，清心解郁，利胆退黄。

• 郁金炒羊肝 •

【原料】 郁金20克，羊肝200克，西芹50克，盐、姜末、葱末、料酒、水芡粉、鸡精各少许，食用油适量。

【做法】 郁金切片；羊肝洗净，切片，用盐、鸡精，水芡粉腌制；西芹洗净，切片；锅中加食用油，烧热，下葱末、姜末爆香，加入羊肝、郁金、西芹、料酒、盐炒熟，即可盛盘食用。

【功效】 活血止痛，清心凉血，利胆退黄。

鸡血藤
妇女活血补血的良药

释义 · 别名 · 性味 · 功效主治 · 应用指南 · 养生药膳

释义 本品为豆科植物密花豆的干燥藤茎。椭圆形、长矩圆形或不规则的斜切片，厚3～10厘米。栓皮灰棕色，有的可见灰白色斑，栓皮脱落处现红棕色。切面木部红棕色或棕色，导管孔多数；韧皮部有树脂状分泌物呈红棕色至黑棕色，与木部相间排列呈3～8个偏心性半圆形环；骨部偏向一侧。质坚硬。秋、冬二季采收，除去枝叶，切片，晒干。

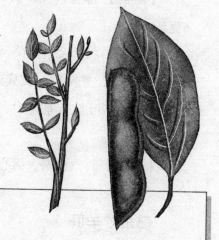

别名 血凤藤、大血藤、血龙藤、猪血藤、过岗龙。

性味 味甘、辛，性温。

功 效 主 治

养血，调经，活血，舒筋。主治妇女月经不调、痛经、闭经、手足麻木、肢体瘫痪、风湿痹痛。

应用指南

1.**治痛经，月经不调**：鸡血藤六钱，茄子根三钱。将上两味药用水煎服，每日2次。

2.**治闭经**：鸡血藤三钱，当归藤三钱，益母草二钱，水煎服。

3.**治肢体偏瘫，肌肉松弛，血虚**：黄芪、黄精、丹参、玄参各三钱，鸡血藤四钱，海藻二钱。用水煎服，每日1剂，并可随症加减。

4.**治风湿性关节炎**：海风藤、鸡血藤、桂枝各二钱，水煎服。

养生药膳

• 鸡血藤煲鸡蛋 •

【原料】鸡血藤25克，鸡蛋2个，白糖少许。

【做法】鸡蛋洗净，与鸡血藤一同放入沙锅中，加清水没过鸡蛋，熬煮8~10分钟，取出鸡蛋去壳，再将鸡蛋放入药汁中，熬煮至1碗，去药渣，饮汤吃蛋。每日1剂，晚餐食用最佳。

【功效】活血补血，舒筋活络。女性闭经、月经不调、贫血、面色苍白者可常吃。

• 鸡血藤木瓜豆芽汤 •

【原料】鸡血藤20克，木瓜10克，黄豆芽200克，猪油、盐各少许。

【做法】鸡血藤、木瓜洗净，水煎成汁，去渣，再放入黄豆芽、猪油同煮片刻，熟后加盐调味即成。

【功效】消除湿热、活血通络。

桃仁
补中益气、活血化瘀的鲜果仁

释义 · 别名 · 性味 · 功效主治 · 应用指南 · 养生药膳

释义 桃仁为蔷薇叶植物桃的种子。种子扁卵形或椭圆形，一端尖，另端钝圆而偏斜，边缘较薄，表面为黄棕色或红棕色，有纵脉纹及密布细粒状突起，近尖端侧边有长4～6毫米的线形种脐。种皮薄，子叶两片肥大，黄白色，富油质。果实成熟后采收，除去果肉及核壳，取出种子，晒干，便可入药。

别名 毛桃仁、扁桃仁、大桃仁。

性味 味苦、甘，性平，无毒。

功效主治

瘀血血闭，腹内积块，杀小虫，止咳逆上气，消心下坚硬，除卒暴出血，通月经，止心腹痛，治血结、血秘、血燥，通润大便，破瘀血。每夜嚼一枚和蜜，涂手和脸，效果良好。主治血滞，肢体游移性酸痛，肺痨病，肝疟寒热，产后血病。

应用指南

1.**延年祛风**：用桃仁五合去皮，用粳米饭浆同研，绞汁会尽，又温之悦面，效果好。

2.**风劳毒肿**：挛痛，或牵引小腹或腰痛。桃仁一升去尖皮，焙令黑烟出，热研如脂膏，用三升酒搅匀服下，卧床保暖出汗不过三次即愈。

3.**产后百病**：桃仁一千二百枚，去掉皮尖和双仁的，熬捣至极细后，加一斗一升，井水三斗，曲六升，米六斗，煮熟。用常规方法酿酒，每天空腹时任意喝。

4.**风虫牙痛**：针刺桃仁，在油灯上烧得冒烟时拿开吹灭，放置在痛牙上咬住。不过五六次即愈。

养生药膳

• **桃仁决明蜜茶** •

【原料】草决明子12克，桃仁10克。

【做法】将桃仁、草决明子水煎，加蜂蜜，饮服。

【功效】补中益气，健脾益胃。

月季花

调经止痛，女人经期必备

释义 · 别名 · 性味 · 功效主治 · 应用指南 · 养生药膳

释义 月季花为蔷薇科植物月季的花。有刺灌木，或呈蔓状与攀援状。常绿或落叶灌木，直立，茎为棕色有一点绿，具有钩刺或无刺，但也有几乎无刺的。花期较长，每年4～10月开放，大多数是完全花，或者是两性花，有"花中皇后"的美称。秋季时，采摘后晾晒，烘干，即可入药。

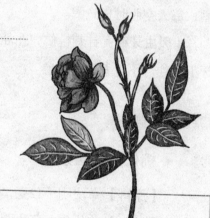

别名 月月红、长春花、四季花、胜春、斗雪红、月贵红等。

性味 味甘，性温。

功效主治

活血化瘀，调经止痛。主治妇女肝气不舒、气血失调、经脉瘀阻不畅，以致月经不调、胸腹疼痛、食欲不振甚或恶心、呕吐等症。

应用指南

1.**妇女闭经，月经稀薄，小腹痛，精神不振，大便燥结**：月季花、当归、丹参、白芍各等份，加红糖适量，清水煎服。

2.**气血不和引起月经病**：月季花、代代花各三钱，水煎服。

3.**月经不调，经来腹痛，带下病**：月季根六钱，鸡冠花、益母草各三钱，水煎成汁，煮蛋食用。

养生药膳

• 月季花大枣茶 •

【原料】月季花10克，大枣2枚，冰糖适量。

【做法】将月季花、大枣、冰糖一同放入茶杯中，冲入沸水，加盖闷约5～10分钟即可饮用，可反复冲泡3～5遍。

【功效】活血化瘀，调经止痛。

• 月季花汤 •

【原料】月季花5朵，黄酒10克，冰糖适量。

【做法】将月季花洗净加水150克，文火煎至100克，去渣取汁，加入冰糖和黄酒，调匀即成。每日1次，温热服用。

【功效】活血调经，消肿止痛。

红花
活血美容的中药名花

释义 · 别名 · 性味 · 功效主治 · 应用指南 · 养生药膳

释义 一年生草本，高40～90厘米，全体光滑无毛。茎直立，基部木质化，上部多分枝。叶互生，质硬，近于无柄而抱茎；卵形或卵状披针形，基部渐狭，先端尖锐，边缘具刺齿；上部叶逐渐变小，成苞片状，围绕头状花序。花序大，顶生，总苞片多列，外面1～3列呈叶状，披针形，边缘有针刺；内列呈卵形，边缘无刺而呈白色膜质；花托扁平；管状花多数，通常两性，橘红色。果期8～9月。瘦果椭圆形或倒卵形，基部稍歪斜，白色，红花的花可入药。孕妇慎用。5～6月当花瓣由黄变红时采摘，晒干、阴干或烘干。

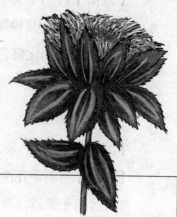

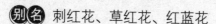

别名 刺红花、草红花、红蓝花

性味 性温，味辛。

功效主治

活血通经，祛瘀止痛。主治恶露不行、产后血晕、瘀滞腹痛、胸痹心痛、痛经、闭经、癥瘕痞块、跌打瘀肿、关节疼痛、中风瘫痪等。

应用指南

1.治产后恶露不尽：红花、桃仁、血竭、归尾各等份。将上药分别研末，混和。每次服用3克，温酒送下。

2.治产后血上冲心，血刺，血晕，腹疼：红花一两，初出卷荷一两，蒲黄（纸炒）三钱，牡丹皮三钱。将上药研为细末，每次服用二钱，用温酒或童子尿调服。

3.治跌打损伤，头痛头昏，瘀血留于胁下，痛不可忍：取红花适量，用油浸泡，加入少许麝香粉，涂擦揉捏患处。

养生药膳

• 红花三七花茶 •

【原料】红花10克，三七花5克。

【做法】将红花、三七混匀，分作3次，取一次的量放入茶杯中，以沸水冲泡，加盖闷3~5分钟，即可饮用。

【功效】活血化瘀，降压止痛。

• 红花菜羊肉汤 •

【原料】嫩红花菜200克，嫩羊腿肉150克，香葱花15克，蛋清、淀粉、盐、味精、鲜汤、料酒适量。

【做法】将嫩红花菜洗净，切成段，投入沸水锅中焯水后，沥干水待用；将嫩羊腿肉切成片，放上盐、蛋清、淀粉待用；锅内放鲜汤、料酒、盐，烧沸，将羊肉片抖散下锅烧沸，打净浮沫，放嫩红花菜烧至沸，放味精，葱花起锅即成。

【功效】可健脾益气、温补肾阳、清热解毒。

丹参

轻松赶走痛经的烦恼

> 释义 · 别名 · 性味 · 功效主治 · 应用指南 · 养生药膳

释义 二月发芽生长，有一尺多高，茎为方形有棱，青色。叶相对而生，像薄荷，但是上边有毛。三月到九月开穗状的花，红紫色，像苏花。根是红色的，大的如手指粗细，有一尺多长，一棵上有几条根。秋季采挖，整修洗净，润透后切片，晒干。生用或酒炒用。

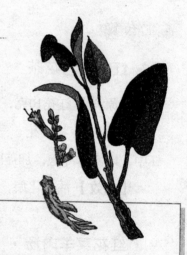

别名 赤参、山参、木羊乳、逐马、奔马草、紫丹参等。

性味 味苦，性微寒，无毒。

功效主治

活血祛瘀，凉血止痛，治血热瘀滞，月经不调，经闭癥瘕，产后瘀阻，风湿热痹；清心安神，治热病伤营，心烦失眠；清热消肿，治疮疡肿毒。

应用指南

1.**落胎下血**：丹参十二两，酒五升，煮取三升，温服一升，一日三服，水煮也可以。

2.**小儿身热**：因中风而引起的汗出拘急，可用丹参半两，炒鼠屎三十枚，为末，每服三钱，浆水下。

3.**惊痫发热**：可用丹参摩膏：丹参、雷丸各半两，猪膏二两，同煎七上七下，滤去滓盛之。每以摩儿身上，每日三次。

4.**热油火灼**：用以治疗烧烫伤，可除痛生肌。丹参八两，以水微调，取羊脂二斤，煎三上三下，以涂疮上。

养生药膳

• 丹参猪肝汤 •

【原料】猪肝250克，丹参10克，油菜2棵，盐、姜末各少许。

【做法】猪肝洗净，切片，加入姜末，拌匀，去腥；油菜洗净；锅中加适量清水，放入丹参煮沸后，下猪肝，转文火熬煮约15分钟，待猪肝快熟时，放入油菜，调入盐，熬煮片刻即成。

【功效】活血化瘀，调经止痛，养肝明目。

杀虫驱虫与本草

石榴皮 涩肠收敛，止血杀虫

释义 · 别名 · 性味 · 功效主治 · 应用指南 · 养生药膳

释义 石榴皮为石榴科植物石榴的果皮。每年秋季果实成熟顶端开裂时，采摘，取其皮，切瓣晒干，或微火烘干，以备药用。

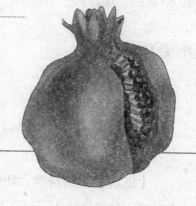

别名 酸榴皮、石榴壳、西榴皮。

性味 味酸、涩，性温。

功效主治

涩肠收敛，止血消炎，杀虫驱蛔。主治久泻、久痢、滑精、崩漏、脱肛、虫积腹痛。止下痢和滑精。治筋骨风，腰脚不遂，步行挛急疼痛，涩肠。用汁点目，止泪下。煎服，下蛔虫。止泻痢，便血脱肛，崩中带下。

应用指南

1.治大便前有血：用酸石榴皮烤干，研细为末，每服二钱，加入茄子枝煎为汤服用。

2.治小儿腹泻、痢疾：石榴皮、黄芩、白芍、山楂曲、云苓、干荷叶、炒二芽各6克，葛根4克。将上药用水煎服，少量频服。

3.治痔疮肿痛出水：石榴皮一两，黄柏五钱。煎汤洗过，以冰片一二厘，纳入痔疮破烂处，立效。

4.治虚劳尿精：石榴皮、桑白皮（切）各五合。上二味，以酒五升，煮取三升，分三服。

养生药膳

• 石榴皮荠菜粥 •

【原料】石榴皮（干品）10克，鲜荠菜40克，大米80克，蜂蜜适量。

【做法】将石榴皮用干净纱布包好；荠菜洗净，切成碎末；大米淘洗干净，放入锅中，加适量清水，放入石榴皮袋，一同熬煮，煮至大米八成熟时加入荠菜末，再煮至粥熟，拣出石榴皮袋，调入蜂蜜即成。每日2次，连服3～5天。

【功效】涩肠止泻，清热止血，平肝明目，和脾利水。

槟榔

绦虫蛔虫，一个都跑不了

释义 · 别名 · 性味 · 功效主治 · 应用指南 · 养生药膳

释义 槟榔树初生时一直向上，一节一节的没有分枝，从心抽条，顶上的叶子像蕉叶笋竿，三月时叶子突起一房，自行裂开，出穗共数百颗，大如桃李。穗下累生刺以护卫果实。五月成熟，剥去皮，煮其肉而晒干。生食槟榔味道苦涩，但与扶留藤和蚶子灰一同咀嚼，则柔滑甘美。

别名 宾门、仁频。

性味 味苦、辛、涩，性温，无毒。

功效主治

破积，下气，行水，杀虫。主治消谷逐水，杀肠道寄生虫、伏尸、寸白虫；除湿气，通关节，利九窍，除烦，破腹内结块；还可治脚气、水肿、胸痛、痢疾、腹胀腹痛、大小便不能、痰气喘急，疗恶性疟疾，抵御瘴疠。

应用指南

1.**治心脾作痛**：鸡心槟榔、高良姜各一钱半，同陈米一百粒，以水煎服下。

2.**治肠胃湿热大便秘塞**：大槟榔一枚，同麦冬煎汤取汁温服。

养生药膳

• 槟榔糯米粥 •

【原料】槟榔10克，郁李仁20克，火麻仁15克，糯米50克。

【做法】将槟榔捣碎；用热水烫郁李仁，去皮，磨成膏状，与槟榔调匀；火麻仁洗净，水煎取汁；糯米淘洗干净，放入锅中，加入火麻仁汁，煮沸，加入槟榔郁李仁膏，拌匀，转文火熬成粥即成。

【功效】理气醒脾，润肠通便，杀虫驱蛔。

• 马齿苋槟榔粥 •

【原料】马齿苋250克，槟榔25克，粳米125克，白沙糖10克。

【做法】先将新鲜马齿苋除根，去老黄叶，用清水洗净，用刀切碎备用。把粳米淘洗净，与槟榔一同放入锅内，加入适量的清水，置于武火之上煮，煮沸之后，改用文火煮至米开花时，倒入马齿苋，再煮几沸，即可供食用。在食之前，加入白糖调味。

【功效】粥具有清热、益胃、止痢的功效。

麻油
利大肠、杀蛔虫的良药

(释 义)·(别 名)·(性 味)·(功效主治)·(应用指南)·(养生药膳)

释义 把芝麻炒熟，香而少含水，趁热挤压出油，称为生油，经煎炼，称之为熟油，可以食用了。

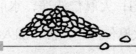

别名 胡麻、油麻、巨胜、脂麻、香油。

性味 味甘，性寒，无毒。

功效主治

利大肠，治产妇胞衣不落。生油擦患处消肿，生发，去头面游风。治天行热闷，肠内结热。每次服一合，至有效为止。治声音嘶哑，杀五黄，下三焦热毒气，通大小肠，治蛔虫钻心痛，治一切恶疮疥癣。

应用指南

1.**治砒石毒**：麻油一碗灌下就好。

2.**治鼻衄水上**：纸条蘸麻油放入鼻中，打喷嚏就好。

3.**治河豚毒**：一时仓促没有药，用麻油多灌，吐出毒物就好了。

4.**治卒热心痛**：生麻油一合，服后效果良好。

5.**治肿毒初起**：麻油煎葱为黑色，趁热涂患处，可自消。

6.**治身面白癜**：用酒服生麻油一合，一日三服，服到五斗时瘥。忌生、冷、油腻、蒜等百日。

养生药膳

• 麻油炒鸡蛋 •

【原料】鸡蛋2个，麻油5毫升，姜末、盐、植物油各少许。

【做法】将鸡蛋磕入碗中打散，加入姜末，拌匀；锅中倒入植物油，烧至七成热，倒入蛋液，炒匀，淋上麻油，加少许盐调味即成。

【功效】利大肠，驱杀蛔虫。

• 麻油鸡汤 •

【原料】鸡肉500克，黑麻油10克，老姜 10片，米酒150毫升，水、糖、盐、味精适量。

【做法】先将鸡洗净，去除太肥的油脂，切块备用。热锅，倒入麻油烧热，爆香姜片，随即将鸡块倒入爆炒1分钟，接着倒入米酒，等烧开后加入水和所有调味料继续煮，水滚后改文火煮约20分钟即可。

【功效】温中益气，补精添髓，补虚益智。

乌梅
敛肺涩肠，消肿杀虫

释 义 · 别 名 · 性 味 · 功效主治 · 应用指南 · 养生药膳

释义 装青梅于篮内，置于灶头上熏黑，如再用稻草灰水淋湿润后蒸过，则饱满而不被虫蛀。

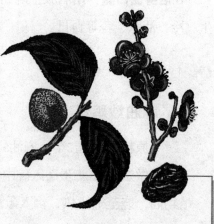

别名 梅实、熏梅、春梅。

性味 味酸，性温、干涩，无毒。

功效主治

下气，除热、安心，治肢体痛，偏枯不灵，死肌，祛青黑痣，蚀恶肉，祛痹，利筋脉，止下痢，好唾口干。泡水喝，治伤寒烦热，止渴调中，祛痰，治疟瘴，止吐泻，除冷热引起的下痢。治肺痨病，消酒毒，安神得睡。与建茶、干姜一起制成丸服，止痢最好。敛肺涩肠，止久嗽，反胃噎膈，蛔厥吐利，消肿涌痰。杀虫，解鱼毒、马汗毒、硫黄毒。

应用指南

1.治消渴烦闷： 乌梅肉二两，稍微炒焙研为末。每服二钱，水二盏，煎至一盏水，滤去滓子，加入豉二百粒，煎到水剩半盏时，趁温服下。

2.治产后痢渴： 乌梅肉二十个，麦门冬十二分，加水一升，煮七合，缓缓饮下。

3.治久痢不止： 用乌梅二十个，加水一盏，煎至六分，食前分二次服下。

4.治大便不通： 气阻欲死者，用乌梅十颗，用汤水浸泡去核，制丸如枣大，塞入肛门处，少刻即通。

5.治心胆腹痛： 气短欲绝者。取乌梅十四枚，水五升，煮一沸，纳大钱十四枚，煮水至二升半，分顿服下。

6.治伤寒头痛： 凡壮热，胸中烦痛，四五日不解。乌梅十四枚，盐五合，水一升，煎至半升，温服含吐，吐后避风，效果甚好。

7.治小儿头疮： 乌梅烧末，生油调涂。

养生药膳

• 乌梅汤 •

【原料】乌梅8粒，冰糖适量。

【做法】将乌梅用刀切碎，放入锅中，加适量清水，文火熬煮约20分钟，加入冰糖，继续熬煮至糖化，调匀，晾温即可饮用。

【功效】健脾开胃，敛肺涩肠，消肿杀虫。

薏苡根
肠虫无地躲

释义 · 别名 · 性味 · 功效主治 · 应用指南 · 养生药膳

释义 本品为禾本科植物薏苡的根，秋季采挖，根中含有薏苡素、棕榈酸、硬脂酸、豆甾醇、氯化钾、葡萄糖、蛋白质、淀粉等成分。

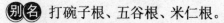

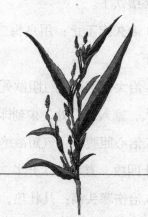

别名 打碗子根、五谷根、米仁根。

性味 味甘，性寒，无毒。

功效主治

除肠虫。用它煮汁至烂后很香，可以打蛔虫，很有效。也能用它来堕胎，以及治疗心急腹胀、胸胁痛，只需将它锉破后煮成浓汁服下3升即可。将它捣成汁和酒服用，能治黄疸。

应用指南

1.治蛔虫腹痛：薏苡根一斤切碎，加水七升，煮水剩下三升，饮下，虫死可排出体外。

2.治妇女经水不通：薏苡根一两，水煎服下。不超过几次，即见效。

3.治小儿肺炎，发热喘咳：薏苡根三至五钱，煎汤调蜜，日服3次。

4.治牙齿风痛：薏苡根四两，水煎成汁，常含漱，冷即易之。

养生药膳

• 薏苡根猪肚汤 •

【原料】 薏苡根20克，猪肚200克，盐、花椒、鸡精各少许。

【做法】 将猪肚洗净，切块；薏苡根用纱布包好；将猪肚块、薏苡根药包、花椒一同置于沙锅中，加适量清水，武火煮沸，转文火慢慢熬炖约2小时，猪肚熟烂后，加入盐、鸡精调味即成。趁热服用。

【功效】健脾止泻，固涩排毒。

• 薏苡煎 •

【原料】薏苡仁、薏苡根各30克。

【做法】将薏苡仁、薏苡根切段水煎。去渣饮汁。早、晚空腹饮。

【功效】利浊去湿，引血下行。

第五章

改善精神状态，提高生活质量

精神状态是一个人意识、思维、心理状态的表现，是评价生活质量标准之一。通常情况下，人的精神状态与睡眠有着非常密切的联系，因为当一个人睡眠不好时，就会精力不足、注意力不集中、逻辑思维混乱，给生活与工作带来极大的困扰。因此，要想提高生活质量，轻松愉快地度过每一天，首先夜晚要改善睡眠质量，养心安神，而白天要醒脑提神，精力充沛地面对身边发生的每件事。

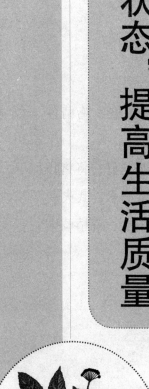

本章看点 ▼

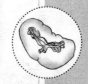

- 改善失眠与本草
- 醒脑提神与本草

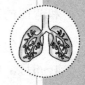

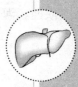

酸枣仁 补益肝气、治疗失眠的良药

释义 · **别名** · **性味** · **功效主治** · **应用指南** · **养生药膳**

释义 酸枣仁，落叶灌木或小乔木，高约1～3米，枝节上有直的和弯曲的刺。木质坚硬而且重。它的树皮也细而且硬，纹如蛇鳞。它的枣圆小而且味酸，它的核微圆，色赤如丹。其枣肉酸滑好吃。花期4～5月，果期9月。生于向阳或干燥山坡、平原、路旁。主产于河北、陕西、河南、辽宁。

别名 山枣、酸枣子、别大枣、刺枣。

性味 味酸，性平，无毒。

功效主治

理气和中，宁心安神，养肝敛汗。主治心腹寒热、邪结气聚、四肢酸痛湿痹。久服安益五脏，轻身延年。可治烦心不得眠、脐上下痛、血转九泄、虚汗烦渴等症。补中益肝气，坚筋骨，助阴气，能使人肥健。

应 用 指 南

1.治心烦不眠：用酸枣仁一两，水二盏，研绞取汁，下粳米二合煮粥，待熟后下地黄汁一合，再煮匀后食。

2.治胆虚不眠，心多惊悸：用酸枣仁一两，炒出香味捣为散，每服二钱，竹叶汤调下。

3.治虚烦不眠：《深师方》里的酸枣仁汤，用酸枣仁二升，知母、干姜、茯苓、芎蓣各二两，炙甘草一两。以水一斗，先煮枣仁减去三升，再加其他药物同煮取三升分次服下。

4.治筋骨风：用炒酸枣仁研成末，汤服。

5.治睡中盗汗：酸枣仁、人参、茯苓各等份，将上药共研为细末，用米汤调成糊，服用。

6.治肝脏风虚、常多泪出：酸枣仁、五味子、蕤仁（汤浸去赤皮）各一两，将上药共研为末，制成散剂，饭后，以温酒调成糊，服用，每次一钱。

养 生 药 膳

· 龙眼酸枣仁饮 ·

【原料】酸枣仁10克，龙眼12克，芡实10克，白糖适量。

【做法】酸枣仁捣碎，装入纱布包中，与芡实、龙眼一同放入沙锅中，加水约500毫升，煮30分钟，成汁后，取出酸枣仁包，加适量白糖，滤出汁液，即可代茶饮用。

【功效】理气和中，安神养心，益肾固精。

远志
赶走失眠健忘，还你清醒的头脑

释义 · 别名 · 性味 · 功效主治 · 应用指南 · 养生药膳

释义 根形像蒿根，黄色，苗似麻而青，又如毕豆。叶也有像大青但是较小，三月开白花，根长约一尺。春秋两季均可采挖。修整后洗净晒干。生用或炙用。

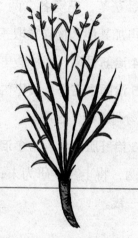

别名 苗名小草、细草、棘菀、远志肉、炙远志等。

性味 味苦，性温，无毒。

功效主治

安神益智。本品辛散、苦泄、温通，既能助心阳，益心气，使肾气上交于心，交心肾而安神益智，治惊悸失眠、迷惑善忘；又能散郁祛痰，治寒痰阻肺的咳嗽。此外，又能消散痈肿而止痛，治痈疽肿毒，证属寒凝气滞、痰湿入络者。内服外用均可。

应用指南

1.**治喉痹作痛**：远志肉为末，吹之，涎出为度。

2.**治脑风头痛**：头疼不能忍受者，可用远志搐鼻。

3.**治催乳肿痛**：远志焙研，酒服二钱，以滓敷之。

4.**治一切痈疽**：用远志不以多少，米泔浸洗，捶去心，为末。每服三钱，温酒一盏调，澄少顷，饮其清，以滓敷患处。

养生药膳

• 酸枣仁远志粥 •

【原料】远志10克，（炒）酸枣仁8克，大米80克。

【做法】将远志、酸枣仁一同放入烧锅中，加4碗清水，水煎成汁，去渣；将大米淘洗干净，放入远志酸枣仁汁中，武火煮沸后，转文火熬煮约30分钟，成粥后，晾温即可食用。

【功效】宁心安神，祛痰开窍，补中益气，养肝敛汗。

• 远志莲粉粥 •

【原料】远志30克，莲子15克，粳米50克。

【做法】先将远志泡去心皮与莲子均研为粉，再煮粳米粥，待熟入远志和莲子粉，再煮一二沸。

【功效】补中，益心志，聪耳明目。适用于健忘、怔忡、失眠等。

柏子仁

养心安神全靠它

释义 • **别名** • **性味** • **功效主治** • **应用指南** • **养生药膳**

释义 柏子仁为柏科植物侧柏的种仁。长卵形或长椭圆形，种仁外面常包有薄膜质的种皮，顶端略尖，圆三棱形，基部钝圆。质软油润，断面黄白色，胚乳较多，富含油脂。每年秋、冬两季采收成熟种子，晒干，除去种皮，收集种仁。

别名 柏子、柏实、侧柏仁。

性味 味甘，性平。

功效主治

养心安神，润肠通便。主治虚烦不眠、心悸怔忡、肠燥便秘等症。心神失养，惊悸恍惚，心慌，失眠，遗精，盗汗者宜食；老年人慢性便秘者也可食用。但大便溏薄或咳嗽痰多的人需慎食。

应用指南

1.治风湿卧床：用金凤花、柏子仁、朴消、木瓜煎汤洗浴，每日二三次。内服独活寄生汤。

2.治老人便秘：柏子仁、松子仁、大麻仁等份，一起研，与蜜制成梧桐子大小的丸，饭前用黄丹汤调服二三十丸，每日二次。

3.治脱发：当归、柏子仁各一斤。共研细末，炼蜜为丸。每日三次，每次饭后服用10克即可。

4.治劳欲过度，心血亏损，精神恍惚，夜多怪梦，怔忡惊悸，健忘遗泄：柏子仁四两，枸杞二两，麦冬、当归、石菖蒲、茯苓各一两，玄参、熟地各二两，甘草五钱。先将柏子仁、熟地蒸透，研成泥，再将剩余药材，共研为末，和匀，炼蜜为丸，如黄豆大。每次服用5～10丸，早、晚用灯心草或龙眼汤送服。

养生药膳

• 柏子仁炖猪心 •

【原料】 猪心1个，柏子仁10克，姜片、葱末、盐、鸡精、料酒各少许。

【做法】 猪心清洗干净，横向切成厚片，放入沸水中焯煮片刻，去除血腥，捞出，放入沙锅中，再放入姜片、葱末、料酒、柏子仁，加适量清水，煮沸，转文火炖约30分钟，猪心软烂后，加适量盐、鸡精调味即成。

【功效】 养心安神，补血养心，润肠通便。

灵芝
神经衰弱和失眠患者的必备佳品

(释 义)・(别 名)・(性 味)・(功效主治)・(应用指南)・(养生药膳)

释义 多生山间石崖上，状如木耳。采集洗去沙土，作食，味美胜过木耳。本品为多孔菌科植物赤芝或紫芝的全株，以紫灵芝药效为最好。灵芝原产于亚洲东部，中国分布最广的在江西，可全年采收，除去杂质，剪除附有朽木、泥沙或培养基质的下端菌柄，阴干或在40℃到50℃烘干，即成药。

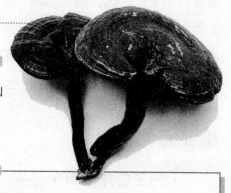

别名 灵芝草、神芝、芝草、仙草、瑞草。

性味 味甘，性平，无毒。

功效主治

长期食用增人面色，至老时能保持容颜依旧，令人耐饥饿，减少二便，聪耳明目，使人精力旺盛，肌肤润泽，延年防衰。灵芝对于增强人体免疫力、调节血糖、控制血压、辅助肿瘤放化疗、保肝护肝、促进睡眠等方面均具有显著疗效。

应用指南

1.**治泻血脱肛**：取灵芝五两炒过，白枯矾一两，密陀僧半两，共研为末，蒸饼丸如梧桐子大小，每次吃二十丸。

2.**治肺痨久咳、痰多，肺虚气喘，消化不良**：灵芝片一两，人参四钱，冰糖适量，一同装入纱布袋置酒坛中，加1500毫升白酒，密封浸10天，每日饮用2次，每次15～20毫升。

3.**治冠心病和心绞痛**：灵芝半两，三七粉一钱，炖服，早、晚各服一次。

4.**治甲亢，失眠，便溏，腹泻**：取灵芝切片二钱，水冲泡或煎煮，代茶饮。

5.**防癌、抗癌，降血压，降血脂**：灵芝、黑木耳、银耳各一钱，蜜枣6枚，瘦猪肉200克，熬煮成汤，隔几日食用一次，久服还可延年益寿。

养生药膳

· 灵芝薄荷饮 ·

【原料】灵芝3克，薄荷5克，谷芽4克，冰糖适量。

【做法】将灵芝、薄荷、谷芽冲洗干净，放入沙锅中，加适量清水，武火煮沸，停火，放入冰糖调匀，待糖化后即可滤出汤汁，代茶饮用。

【功效】理气开窍，提神醒脑，补脑益智。

益智仁

益气安神，利三焦，调气

释 义 · 别 名 · 性 味 · 功效主治 · 应用指南 · 养生药膳

释义 本品为姜科植物益智的干燥成熟果实。益智子的苗、叶、花、根与豆无区别，只是子比较小。树有一丈多高，它的根上长有小枝，无花萼，子从心出，大小如小枣。其中核黑而皮白。核小的最好。每年于夏季采摘其成熟果实，除去果梗，晒干或焙干以备药用。

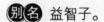

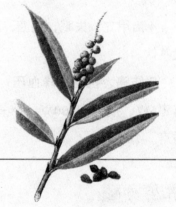

别名 益智子。

性味 味辛，性温，无毒。

功效主治

遗精虚漏，小便余沥，益气安神，补不足，安三焦，调诸气。夜尿多，可取二十四枚籽入盐同煎后服用。治风寒反胃，和中益气，令人多唾液。治心气不足、梦遗赤浊、热伤心闷、吐血、血崩等症。

应用指南

1.**治小便赤浊**：益智子仁、茯神各二两，远志、甘草水煮半斤，为末，酒糊丸如梧桐子大小，空腹姜汤饮下五十丸。

2.**治香口避臭**：益智子仁一两，甘草二钱，碾成粉末舐食。

3.**治小便频数，遗尿**：益智仁、白茯苓、白术等份为末，每服三钱，白开水送下。

4.**治腹胀忽泻，日夜不止，诸药不效，此气脱也**：益智仁二两，水煎服。

5.**治妇人崩漏**：将益智仁炒后，研为细末，调入米汤和盐服用。

6.**治伤寒阴盛，心腹痞满，呕吐泄利，手足膝冷，及一切冷气奔冲**：炮川乌四两，益智仁二两，炮干姜半两，青皮三两。将上药共研为末，制成散剂，每次取三钱，用温水调成糊状，加盐少许，与生姜五片，枣二个，水煎后，去渣，温服，饭前服用。

7.**治小儿流涎症**：生白术、益智仁各二钱，将上药用水煎半小时服用，每日1剂。

养生药膳

·益智仁红枣粥·

【原料】益智仁15克，白术10克，红枣5颗，大米80克。

【做法】将益智仁、白术、红枣分别洗净，放入沙锅中，水煎成汁，去渣，放入洗净的大米，熬煮成稀粥即成。

【功效】益气安神，补气养血。

醒脑提神与本草

菖蒲 补五脏，开九窍，醒神益脑

释义 • 别名 • 性味 • 功效主治 • 应用指南 • 养生药膳

释义 春天生青叶，长一二尺，叶子中间有脊，形状像剑一样，没有花与果实，根盘屈有节，形状如同马鞭大小，一根旁引三四根，旁根的节更密集。刚采的时候虚软，晒干后方坚实，折开后中间微红，嚼之辛香，滓比较少。人大多把其种于干燥沙石土中，冬天移栽容易成活。

别名 昌阳、尧韭、水剑草。

性味 味辛，性温，无毒。

功效主治

风寒湿痹，咳逆上气，开心孔，补五脏，通九窍，明耳目，出音声，主耳聋痈疮，温肠胃，止小便利。久服轻身，不忘不迷惑，延年，益心智。治中风猝死，客忤癫痫，下血崩中，亦胎漏，散痈肿。

应 用 指 南

1.健忘益智：取菖蒲为末，酒服方寸匕，饮酒不醉，久服聪明，忌铁器。

2.治三十六风：菖蒲切晒干三斤，盛绢袋内，清酒一斛，悬浸之，密封一百日，视之如菜绿色，以一斗熟黍米纳中，封十四日，取出日饮。

3.治癫痫风疾：菖蒲去毛，木臼捣末，以猪心一个劈开，沙罐煮汤，调服三段，日一服。

4.治霍乱胀痛：生菖蒲锉四两，水和捣汁，分四次温服。

5.治赤白带下：石菖蒲，破故纸等份，炒为末，每服二钱，更以菖蒲浸酒调服。

养 生 药 膳

• 菖蒲酒 •

【原料】菖蒲100克，白酒、冰糖各适量。

【做法】用干净刀将菖蒲切成米粒状或薄片状，取于净容器，将冰糖放入，加少量沸水，使其充分溶解，然后将切片的菖蒲放入，再放入白酒，搅拌至混合均匀。将容器加盖盖紧，放在阴凉处储存20天，然后即可启封饮用。

【功效】通窍醒脑，理气和中，久服还可延年益寿。

苏合香

通窍醒脑，驱一切不正之气

释义 · 别名 · 性味 · 功效主治 · 应用指南 · 养生药膳

释义 苏合香为金缕梅科植物苏合香树所分泌的树脂。通常于初夏将树皮击伤或割破，深达木部，使分泌香脂，浸润皮部。至秋季剥下树皮，榨取香脂；残渣加水煮后再榨，除去杂质，即为苏合香的初制品。如再将此种初制品溶解于酒精中，过滤，蒸去酒精，则成精制苏合香。宜装于铁筒中，并灌以清水浸之，置阴凉处，以防止走失香气。

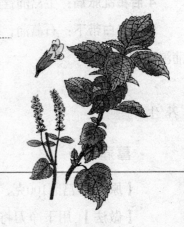

别名 苏合油、苏合香油、帝膏。

性味 味辛，性温。

功效主治

芳香开窍，行气温中，辟秽止痛。主治中风痰厥、猝然昏倒、胸腹冷痛、惊痫等症，久服，通神明，轻身延年。

应用指南

1.治突然昏倒，牙关紧闭，不省人事，心服卒痛，甚则昏厥：苏合香、龙脑各一两，安息香、香附、朱沙、丁香、水牛角、白檀香、沉香、木香、白术、荜茇各二两，将上药研为末，拌匀，炼制蜜丸，每服药丸如梧桐子大，饭前服用，温服，每日3次。

2.治水气浮肿：取苏合香、白粉、水银各等份，捣匀，以蜜制成如黄豆大的药丸，每次服二丸，温服。

3.治湿浊蒙蔽，精神恍惚、健忘：取苏合香二两，远志一两，将上药研为末，拌匀做成药散，不拘时，以凉开水送服，每日1次。

4.治冻疮：取苏合香适量，研为末，溶于乙醇中，敷于患处，用纱布包好，连用2～3日。

5.治心腹卒痛、吐利时气：苏合香五分，藿香梗一钱，五灵脂二钱，共为末，每服五分，生姜泡汤调下。

6.治五脏六腑气窍不通：苏合香一钱，石菖蒲（焙）三钱，姜制半夏（焙）二钱。将上药共研为末，以苏合香酒溶化为丸，如龙眼核大。每次1～2丸，淡姜汤送服，每日1次。

养生药膳

• 苏合香酒 •

【原料】苏合香丸40克，米酒800毫升。

【做法】将苏合香丸压碎，放入米酒中，浸泡约7日，便可滤出酒液饮用，每次服用10毫升，连服数日。

【功效】散寒通窍，温经通脉。

茯苓

开心益志，补劳乏、养精神

释义 · 别名 · 性味 · 功效主治 · 应用指南 · 养生药膳

释义 生长在泰山山谷及松树下，二、八月份采摘，阴干备用。皮黑而且有细皱纹，肉坚而且白，形状如鸟兽龟鳖的为好。内虚泛红色的不好。茯苓性防腐及虫蛀，埋地下三十年，颜色及纹理不会改变。

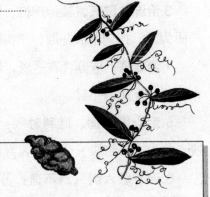

别名 伏灵、伏菟、松腴。

性味 味苦，性平，无毒。

功 效 主 治

　　胸胁逆气，忧恐惊邪，心下结痛，寒热烦满咳逆，口焦舌干，通利小便。经常服用，安魂养神，使人不饥延年，止消渴嗜睡，治腹水、胸水及水肿病症，还有开胸腑、调脏气、除肾邪、长阴益气、保神气的功能。可开胃止呕逆，善安心神。主治慢性肺部疾病及痰多不易咳出，心腹胀满，小儿惊痫，女人热淋。补五劳七伤，开心益志，止健忘，暖腰膝并安胎。止烦渴，利小便，除湿益燥，有和中益气的功能，可利腰脐间血，逐水缓脾，生津导气，平火止泄，除虚热，开腠理，泻膀胱，益脾胃。治肾积水。服用茯苓时忌米醋以及酸性食物。

应用指南

1.治胸胁气逆，胀满：茯苓一两，人参半两，每服三钱，水煎服，一日三次。

2.治血虚心孔有汗，养心血：用艾汤调茯苓末，日服一钱。

3.治小便不禁，心肾俱虚，神志不清：用白茯苓、赤茯苓等份为末，用新汲水揉洗去筋，控干水，以酒煮地黄汁捣膏和入茯苓末，制丸如弹子大小。每嚼一丸，空腹盐酒服下。

4.延年益寿，美容养颜：用华山梃子茯苓，削如枣般大的方块，放在新瓮内，用好酒浸泡。用纸密封一层，百天后才打开。它的颜色应当如饴糖，可每天吃一块，到一百天肌体润泽，长久服用，延年耐老，面若童颜。《经济后方》有记载。

养生药膳

茯苓贝梨汤

【原料】茯苓20克，雪梨1个，川贝母8克，蜂蜜400毫升，冰糖适量。

【做法】将茯苓洗净，切成小方块；雪梨洗净，切成小块；川贝母洗净、沥干；将茯苓、贝母放入锅中，加入适量水，用中火煮沸，加入梨块、蜂蜜冰糖继续煮至梨熟，出锅即成。可吃梨、茯苓，饮汤。

【功效】开心益智，提神醒脑，改善健忘，增强记忆力。

第六章

养颜美体，增强活力

爱美之心，人皆有之，何况是富有魅力的女性呢！女人的魅力重在调养，「调」是指调气血、调和阴阳；「养」是指养容颜、养颜美体。因此，只要你通晓本草的养生功效，并加上你调制的养颜美体药膳，那么你肯定是最美、最有活力的女性。相信自己，永葆青春在于坚持。

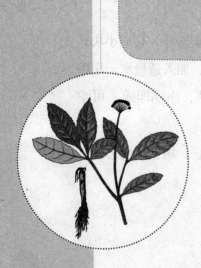

本章看点 ▼

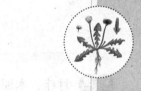

美容养颜与本草

桂花 温补阳气，活血润肤

释义 · 别名 · 性味 · 功效主治 · 应用指南 · 养生药膳

释义 桂花叶像橘叶且比橘叶硬。开白花的叫银桂；开红花的叶丹桂；开黄花的叫金桂。有在三四月开花的，也有在八九月开花的，也有每月都开花的，有四季都开花的。它的花可用于制茶、浸酒、盐渍，及制作香茶、泽发物等。

别名 月桂、木犀。

性味 味辛，性温，无毒。

功效主治

散寒破结，化痰止咳。同百药煎，同茶作膏饼食，生津辟臭，化痰，治风虫牙痛。同麻油蒸熟，润发，及作面脂。

应用指南

1.**治皮肤干燥、声音沙哑、牙痛**：干桂花、绿茶各一撮，将干桂花、茶叶入杯中，沸水冲泡6分钟，即可饮用，早、晚各饮1杯，可强肌滋肤，活血润喉。

2.**化痰散瘀，治咳嗽**：取桂花数朵，盐、冰糖各1小匙，将桂花用盐水反复清洗、沥干，置入杯中，冲入滚水，加入冰糖，盖起杯盖，约闷3分钟，掀盖则香味溢出，即可饮用。

养生药膳

● 桂花红枣凉糕 ●

【原料】糯米500克，红枣、绵白糖各200克，熟芝麻、桂花酱各25克。

【做法】将糯米洗净放入盆内，加水上笼屉蒸成软米饭。下笼稍凉后与绵白糖150克掺揉均匀。将红枣洗净，上笼蒸熟蒸软；取一小木框，底面铺一块湿洁布，将一半糯米饭倒在布上摊平，将红枣均匀地铺在上面，再将剩余的糯米饭盖在红枣上面，用手蘸凉开水拍平压实。待凉透后翻倒在案上，揭开湿布，用刀蘸凉开水切成小块；将熟芝麻擀碎，与绵白糖50克及桂花酱和匀成芝麻桂花糖，食用凉糕时将其撒在上面即可。

【功效】可使面容红润光洁，延缓皮肤衰老。

玫瑰花 行气和血,养颜美容

释 义 · 别 名 · 性 味 · 功效主治 · 应用指南 · 养生药膳

释 义 玫瑰花为蔷薇科植物玫瑰的干燥花蕾,有紫色和白色两种。每年4～5月花蕾将开时采集,用文火迅速烘干,烘时将花摊成薄层,花冠向下,使其最先干燥,然后翻转烘干其余部分。如晒干,颜色和香气均较差。一般用作蜜饯、糕点等食品的配料。花瓣、根均作药用,入药多用紫玫瑰。

别 名 徘徊花、刺玫花。

性 味 味甘、微苦,性温。

功 效 主 治

和血,行血,理气,解郁,止痛。用治风痹、噤口痢、乳痛、肿毒初起、月经不调、肝胃气痛等症。

应用指南

1.美容，调经，利尿，缓和肠胃神经：将玫瑰花蕾制成干花，每次5～7朵，绿茶一钱，红枣2～3颗（去核），每日开水冲茶饮用。

2.治疮疤、皱纹：取鲜玫瑰花瓣适量，捣烂后，取汁，涂抹患处，连续使用10～15天，即可淡化。

3.治妇女痛经、月经不调：取玫瑰干燥花瓣适量，放入洗澡水中，进行沐浴，可理气解郁，调节内分泌。

养生药膳

• 玫瑰蜂蜜茶 •

【原料】 干玫瑰花苞20朵，水250毫升，红茶1包，蜂蜜或糖适量。

【做法】 将锅中放入250毫升水煮开，接着放入干玫瑰花苞，改文火煮2分钟后熄火。再将红茶包放入锅中浸泡40秒，马上取出。将茶汁过滤到杯中，加入适量的蜂蜜拌匀即可。

【功效】 行气活血，化瘀，调和脏腑。常饮本茶会使人面色红润、身体健康。

• 玫瑰花粥 •

【原料】 玫瑰花4克，银花10克，红茶、甘草各6克，粳米100克，白糖适量。

【做法】 先将上药煎汁去渣，加入洗净的粳米，同煮成稀粥。调入白糖即可。

【功效】 清热解毒，行气止痛，固肠止泻。

紫草
排毒养颜的女性美容佳品

释 义 · 别 名 · 性 味 · 功效主治 · 应用指南 · 养生药膳

释 义 多年生草本，高30～90厘米，全株密生硬粗毛。根肥厚粗壮，圆柱形，长7～14厘米，直径1～2厘米，外皮紫红色，表面粗糙。茎直立，有糙伏毛和开展的糙毛。叶互生，叶片披针形或长圆状披针形，先端尖，基部狭，边缘全缘，两面有短糙伏毛。7～8月开花，花小，白色，排成镰状聚伞花序，生于茎枝上部，花萼5深裂；花冠裂片宽卵形；雄蕊5枚。9～10月结果，果实卵形，长约4毫米，灰白色，光滑。根于春、秋季挖，晒干备用。

别 名 山紫草、紫丹、紫草根、硬紫草、紫根等。

性 味 味甘、咸，性寒。

功效主治

活血、凉血，解毒透疹。用治斑疹紫黑、血热毒盛、麻疹不透、疮疡、湿疹、水火烫伤、热结便秘。

本草纲目养生治病一本通

应 用 指 南

1.治急、慢性肝炎： 用从紫草根中提取的紫草红（素）干燥粉末为溶质，以氢氧化钠溶液为溶剂，制成0.2%紫草注射液。肌肉注射，每日1～2次，每次2毫升。

2.治婴儿皮炎、外阴湿疹、阴道炎及子宫颈炎： 采用2%、10%、20%、40%紫草菜油浸剂，或用紫草乙醚提出物配成1%菜油制剂，局部应用。

3.治玫瑰糠疹： 用紫草一两（小儿五钱），每日煎服1剂，10日为一疗程。经一定间歇后可继续服用几个疗程。

4.治阴道炎： 用紫草一两，用油泡成紫红色汁液，一般在涂药后4～6天可以治愈，而且复发率很低。

养 生 药 膳

• 紫草猪骨汤 •

【原料】 紫草25克，猪骨250克，鸡蛋1个，肉汤、酱油、盐、味精各适量。

【做法】 将猪骨砸开，与紫草同放入沙锅中，加适量清水，水煎1小时，去渣留汁成紫草猪骨汁，加入酱油、细盐、味精调味即成。

【功效】 清热解毒，凉血益肝。

蒲公英 清热消肿，排毒养颜

释义 · 别名 · 性味 · 功效主治 · 应用指南 · 养生药膳

释义 蒲公英生长在平原沼泽的田园之中。它的茎、叶都像莴苣，折断后有白汁浆流出，可以生吃，花像单独的菊花但比较大。四五月份即可采摘。花像头饰金簪头，也叫金簪草，形状如一只脚立地的样子，也叫黄花地丁。它的花败落后会产生飞絮，絮中有种子落处即生。

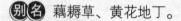

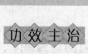

别名 藕榻草、黄花地丁。

性味 味甘，性平，无毒。

功 效 主 治

　　妇女乳房痛和水肿，治疗的方法是：煮它的汁饮用和封贴在患处，能立刻消肿。解食物中毒，驱散滞气，化解热毒，消除恶肿，结核及疗肿。制成药丸，用来擦牙嗽口，可以使胡须、头发变得乌黑，筋骨强壮。用蒲公英的白汁涂在恶刺上立即治愈。蒲公英加忍冬藤煎汤，再混入少量的酒调佐服用，可以治乳腺炎。服用后想睡，这是它的一个作用，入睡后感觉出汗，病就治愈了。

应用指南

1.坚固牙齿，强筋壮骨，滋润肾脏：用蒲公英一斤，连根带叶将它洗干净，不要让它见阳光，阴干后放入斗中，加盐一两，香附五钱，将这两者研为细末，放入蒲公英里腌上一夜，把它匀分成二十个药丸。用牛皮纸包三四层捆好扎紧，用蚯蚓屎把药丸敷贴牢固，再放入灶内烘干，至药丸通红时再取出来，去掉表面蚯蚓泥后把药丸研细为末，早、晚用来擦牙嗽口，长期使用才有效。

2.治疮疮疔毒：把蒲公英捣烂覆之，另外捣烂蒲公英取汁液，加入白酒煎服，出汗即可治愈。

养生药膳

• 蒲公英粥 •

【原料】蒲公英50克，粳米100克。

【做法】 将蒲公英择净，放入锅中，用水浸泡5～10分钟后，水煎取汁，去药渣；大米淘洗干净，放入蒲公英汤汁中，熬煮成粥，即可食用。每日2～3次，温服。3～5天为1个疗程。

【功效】清热解毒，消肿散结，排毒养颜。

• 蒲公英茶 •

【原料】蒲公英30克，防风、荆芥各10克，大青叶15克。

【做法】将蒲公英、防风、荆芥和大青叶用水煎服。

【功效】主治感冒伤风。

荷叶
去油减脂的最佳中药材

释 义 · 别 名 · 性 味 · 功效主治 · 应用指南 · 养生药膳

释 义 荷叶嫩的称荷线，贴水者称藕荷，露出水面的称芰荷。蒂又叫荷鼻。

别 名 蕸。

性 味 味苦，性平，无毒。

功效主治

　　荷叶止渴，落胞破血，治产后烦躁口干。荷鼻，能安胎，去恶血，止血痢，杀蕈毒。还能生发元气，补助脾胃，散瘀血，涩精滑，消水肿痈肿，发痘疮。治吐血、咯血、鼻血、便血等诸多出血症。

应用指南

1.**治妇女妊娠胎动不安**：已见黄水者，取干荷叶一张，炙干，研细为末，用淘洗糯米的汁一盏，调和服下即安。

2.**治偏风头痛**：升麻、荃术各一两，荷叶一个，水二盏，煎至一盏，吃后温服汤水。或烧荷叶一个，研末，煎成汤汁服下。

3.**治胎血不出**：荷叶炒为末，沸汤服下二钱即愈。

养生药膳

• 荷叶茶 •

【原料】荷叶15克，绿茶3克。

【做法】将荷叶洗净，切成丝，放入锅中，水煎取汁；茶叶置于茶杯中，冲入荷叶汁，加盖闷泡3分钟即可饮用。

【功效】排油减脂，去油腻，对减肥有一定作用。

• 荷叶粥 •

【原料】新鲜荷叶1张，粳米100克，冰糖适量。

【做法】将鲜荷叶洗净煎汤，再用荷叶汤同粳米、冰糖煮粥，温热食。

【功效】清暑利湿，升发清阳，止血，降血压，降血脂。

马鞭草

瘦腿养颜，消除下半身水肿

释义 · 别名 · 性味 · 功效主治 · 应用指南 · 养生药膳

释义

马鞭草属马鞭草科植物。在基督教中，马鞭草被视为是神圣的花，经常被用来装饰在宗教意识的祭坛上。多年生草本，高30～120厘米，茎四方形，上部方形，老后下部近圆形，棱和节上被短硬毛。夏、秋季开花，花为蓝紫色，成熟时果实裂开成四个小坚果。秋季晒干后，切段入药。

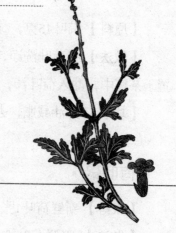

别名

紫顶龙芽草、野荆芥、龙芽草、凤颈草、蜻蜓草、退血草、燕尾草。

性味

味苦，性凉。

功效主治

清热解毒，活血通络，利水消肿，减少身体下半身水肿，减缓静脉曲张。主治疟疾、症瘕积聚、闭经、痛经、痈肿、水肿、热淋、白喉、流行性感冒、肝炎等疾病。但有些人服用后出现恶心、头昏、头痛、呕吐和腹痛等反应，需谨慎使用。

应 用 指 南

1.**治疟疾：**新鲜马鞭草二两，洗净后，用水煎，每4小时饮用一次，连服2～4天。

2.**治传染性肝炎：**马鞭草一斤，水煎至800毫升，每次饮用40～50毫升，小儿酌减。

3.**治流行性感冒：**用马鞭草六钱，青蒿、羌活各三钱，煎服。每日1剂，分2次服，或研末加面粉做成茶剂冲服。

4.**治骨鲠：**用天名精、马鞭草各一把去根，同白梅肉一个，白矾一钱，捣碎做成弹子大的丸，用棉布包裹后在嘴里咽汁，骨刺便自软而脱下（白梅：就是用盐腌成的白霜梅）。

养 生 药 膳

• 马鞭草瘦腿茶 •

【原料】马鞭草、柠檬草、迷迭香各6克，蜂蜜少许。

【做法】将马鞭草、柠檬草、迷迭香一同放入茶壶中，缓缓冲入开水，加盖浸泡约15分钟，滤出茶汤，调入少许蜂蜜即可饮用。

【功效】降脂减肥，消除下半身水肿，促进血液循环。

• 马鞭草蒸猪肝 •

【原料】鲜马鞭草60克，新鲜猪肝100克，生姜10克，食盐、大蒜、葱段、味精各适量。

【做法】将鲜马鞭草洗净切碎，猪肝切成片与马鞭草一并置于瓷盆中，加入生姜末、食盐及调味品等，隔水蒸熟后即可。

【功效】清热解毒，活血散瘀。

菊花 疏风散寒，养肝明目

释义 · 别名 · 性味 · 功效主治 · 应用指南 · 养生药膳

释义 菊花到处都有种植，以南阳菊潭者为佳。初春时出生细苗，夏天特别丰茂，秋天开花，冬天结果。它的种类特别多，只有有紫茎的气味芳香，叶厚而柔软的，嫩时可吃，花比较微小，味道很甜的是正品。它的茎有株蔓、紫赤、青绿之殊；叶有大小、厚薄、尖秃之异，花有千叶单叶、有蕊没有蕊、有籽没有籽、黄白红紫、杂色深浅、大小之别；味有甘、苦、辛之辨。还有夏菊、秋菊、冬菊之分。

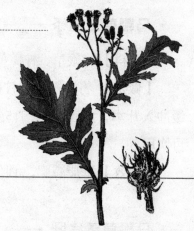

别名 节华、女节、女华、女茎、日精、更生等。

性味 味甘，性平，无毒。

功效主治

各种风证及头眩肿痛，流泪，死肌，恶风及风湿性关节炎。长期服用利血气，轻身延年益寿。治腰痛，除胸中烦热，安肠胃，利五脉，调四肢。还可治头目风热、晕眩倒地、脑颅疼痛、全身水肿，用菊作枕头可聪耳明目、轻身，使人肌肤润泽，精力旺盛，不易衰老。生熟都可食。能养目血去翳膜，主用于肝气不足。

应用指南

1.**治风眩**：菊花同巨胜、茯苓制成蜜丸服用，即可。

2.**治痘疮入目生翳**：用菊花、谷精草、绿豆皮各等份捣成末，每次取一钱，用干柿饼一个，淘粟米水一盏一起煮，待水煮干时吃柿饼，每日三个。少则五七日，多则半月见效。

3.**治饮酒过量，大醉不醒**：将九月九日采的真菊研末，饮服一匙。

4.**治妇女阴肿**：用甘菊苗捣烂熬汤，先熏后洗。

5.**治肿恶疮垂死之症**：用菊花一把，捣汁一升，入口中即活。这是神验方。冬月采根用。

6.**治膝关节肿大疼痛**：用菊花、陈艾作护膝，长期使用则自愈。

7.**治风热头痛**：用菊花、石膏、川芎各三钱为末，每次服一钱半，用茶调下。

8.**治延年益寿**：九月九日采菊花二斤，茯苓一斤，一同捣碎后筛出末。每次服二钱，温酒调下，一日三次；或者用炼过的松脂，和末做成鸡蛋大的丸，每次服一丸，常食。

养生药膳

• 银花白菊饮 •

【原料】白菊花15克，金银花10克，冰糖适量。

【做法】将白菊花、金银花稍微冲洗干净，放入锅中，加适量清水，武火烧沸，放入冰糖，转文火慢熬至冰糖溶化，调匀后温服。

【功效】解表清热，清肝明目，祛风清肺。

芦荟
清热除烦，明目祛翳

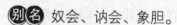

释义 • 别名 • 性味 • 功效主治 • 应用指南 • 养生药膳

释义 就是卢会、奴会或劳伟。即木脂，绿色的是真品。出产于伊朗。多年生常绿草本，茎极短，有葡枝。叶丛生于茎上，莲座状，肉质，多汁；叶片披针，肥厚，边缘有刺状小齿。夏秋开花，花葶高50～90厘米，花下垂，红黄色带斑点。蒴果三角形，室背开裂。叶或叶的干浸膏入药，四季可采。

别名 奴会、讷会、象胆。

性味 味苦，性寒。

功效主治

清热，杀虫，祛肝火，明目，祛心热，除烦。治小儿惊痫。外敷匿齿患处。吹入鼻中，可治脑疳，除鼻痒。脾胃虚弱患者忌用。

应用指南

1.**治便秘**：芦荟一两，朱沙六钱。将以上二味药研细末，用酒调制成绿豆大小的丸剂，每次4～6丸，温开水送服。

2.**治大便干燥、心肝火旺、头晕头痛、烦躁易怒**：芦荟三分，用水煎服，每日1剂，分2次温服。

3.**治眼睛干涩，痒痛，心火肝热，易怒**：鲜芦荟15克，甘草3克，将两味一同放入杯中，加适量沸水冲泡，盖闷15分钟即可饮用。

4.**治皮炎，湿疹，色斑**：取鲜芦荟半两，刮去汁液，调入少许蜂蜜，涂于患处，干透后，洗净，每日2次，连用5～7天，即可见效。

养生药膳

· 清炒香菇芦荟 ·

【原料】芦荟15克，鲜香菇2～3朵，冬笋片100克，植物油适量，盐、鸡精各少许。

【做法】将芦荟洗净，切块；鲜香菇洗净，撕成小块；锅中倒油，烧至七成热，放入芦荟、香菇、冬笋片爆炒至熟，加入少许盐、鸡精调味即成。

【功效】降脂减肥，润肠通便，清热排毒。

何首乌

乌须发，壮筋骨，固精气

释义 · 别名 · 性味 · 功效主治 · 应用指南 · 养生药膳

释义 三四月生苗，然后蔓延在竹木墙壁间。茎为紫色，叶叶相对，像薯蓣但没有光泽。夏秋开黄白花，如葛勒花。结的籽有棱角，似荞麦但要细小些，和粟米差不多大。秋冬采根，大的有拳头般大，各有五个棱，瓣似小甜瓜，有赤色和白色两种，赤色的是雄的，白色的为雌的。三四月采根，八九月采花，九蒸九晒，可以当粮食。

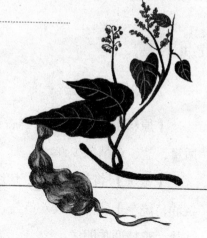

别名 首乌、地精、红内消、马肝石、小独根、交藤、夜合。

性味 味苦、涩，性微温，无毒

功效主治

瘰疬，消痈肿，疗头面风疮，治五痔，止心痛，益血气，黑髭发，悦颜色，久服长筋骨，益精髓；延年不老，亦治妇人产后及带下诸疾。久服令人有子，治腹脏一切宿疾，冷气肠风，泻肝风。

应用指南

1.治破伤血出：何首乌末，敷之，立止，效果神奇。

2.治大风疠疾：何首乌大而有花纹者一斤，米泔浸一七，九蒸九晒，胡麻四两，九蒸九晒，为末，每酒服二钱，日服二次。

3.治结核，破或不破，下至胸前：用何首乌洗净，每日生嚼，并取叶捣烂涂，疗效非常好。

4.七宝美髯丹：此方是用何首乌赤、白各一斤，同前面的制作方法一样九蒸九晒后研为末。赤、白茯苓各一斤，去皮研末，以水淘去筋膜及悬浮物，取沉淀的捻成块，以人乳十碗，浸匀晒干研末；牛膝八两，酒浸一日，同蒸了七次的何首乌蒸到第九次时止，然后晒干；当归八两，酒浸一日后晒干。枸杞子八两，酒浸后晒干；菟丝子八两，酒浸生芽，研烂晒干；补骨脂四两，同黑芝麻一起炒香。将上药合在一起，忌用铁器，用石臼杵成末，炼蜜和成弹子大的丸，共一百五十个。每日服三丸，清晨温酒送下，午时姜汤送下，卧时盐水送下。其余的和成梧桐子大的丸，每日空腹用酒送服一百丸。服一剂后，乌须发，壮筋骨，固精气，续嗣延年，妙处难以尽述。

养生药膳

●何首乌猪脑汤 ●

【原料】 何首乌10克，红枣3颗，黄芪5克，猪脑1副，盐少许。

【做法】 猪脑浸于水中，撕去表面薄膜，放入沸水中焯煮后，捞出；将何首乌、黄芪装入纱布包中，与红枣一同放入沙锅中，加适量清水煮沸，下猪脑，转文火煲煮约1小时，加入少许盐调味即成。

【功效】 乌发益智，温补五脏，补脑健脑。

黑芝麻
乌发护肝肾的浓香食物

释义 · 别名 · 性味 · 功效主治 · 应用指南 · 养生药膳

释义 黑芝麻为胡麻科脂麻的黑色种子，含有大量的脂肪和蛋白质，还有糖类、维生素A、维生素E、卵磷脂、钙、铁、铬等营养成分。黑芝麻呈扁卵圆形，长约3毫米，宽2毫米。表面黑色，平滑或有网状纹。尖端有棕色点状种脐。种皮薄，子叶二，白色，富油性。气微，味甘，有油香气。

别名 胡麻、油麻、巨胜、脂麻。

性味 味甘，性平。

功效主治

补肝肾，益精血，润肠燥。主治须发早白、病后脱发、头晕眼花、耳鸣耳聋、肠燥便秘等症。

应用指南

1.治久咳不愈，支气管哮喘，慢性咽炎：黑芝麻一斤，炒香研末，甜杏仁二两，捣烂成泥，与白糖、蜂蜜，共置于盆内，上锅隔水蒸2个小时，成膏后，离火冷却，每日2次，每次2～4匙，温开水配服。

2.治继发性脑萎缩：用黑芝麻一两，核桃仁二两，一齐捣碎，加适量大米和水煮成粥，常食。

3.治凉血止血，血热便血、痢疾下血：（炒香）黑芝麻三钱，生黑木耳、（炒焦）黑木耳各半两，共研为末，装瓶备用。每次取一钱，沸水冲泡后，代茶饮用。

养 生 药 膳

• 黑芝麻糊 •

【原料】黑芝麻60克，桑葚、大米各40克，白糖适量。

【做法】将黑芝麻与桑葚放入榨汁机中，搅打成粉末；大米淘洗干净，加适量清水，熬煮成稀粥，加入黑芝麻桑葚粉，拌匀，稍煮片刻，加入白糖，待糖化后，即可食用。

【功效】乌发益精，温补肝肾，润肠祛燥。

• 黑芝麻枣粥 •

【原料】粳米500克，黑芝麻50克，红枣100克。

【做法】先将黑芝麻炒香，碾成粉，锅内水烧热后，将粳米、黑芝麻粉、红枣同入锅，先用武火烧沸后，在改用文火熬煮成粥，食用时加糖调味即可。

【功效】甜润可口，具有补肝肾、乌发等食疗效果。